當我們撞上冰山——
罹癌家屬的陪病手記

瑪莉安・考特斯 著

柯清心 譯

從容的告別

吳佳璇（精神科醫師）

收到這本書稿，不由自主想起十年前某個上午，亦師亦友的同事找我和幾位平素相近的年輕後輩，「到他房間坐坐」。暫停手邊工作，我帶著納悶的心情走向同事研究室。時間似乎早了點，大夥兒向是各自忙完病房門診或醫學院的活兒，不請自來聚在他的房間，或討論個案，或吐吐苦水。未料，這回迎接我的，是一張就著窗外射入陽光的胸部X光片。

「誰的片子啊？」才開口就覺得蠢。

「我的」，同事還不疾不徐補充：「看來是肺癌」。

當日剩餘對話雖不復記憶，但我清楚記得，接下來的日子，除了臉色逐漸蠟黃，外加口罩保護，同事看診教學研究一如往常。最大的不同則是，同事開始清空研究室，將私人藏書分門別類轉送後輩。

瑪莉安・考特斯的《當我們撞上冰山》，正是一個三口之家在丈夫湯姆確診惡性腦瘤後，竭盡所能過正常生活的故事。從事藝術工作的妻子以細膩、寫實的筆法，記下這段宛如鐵達尼號即將撞上冰山的家族旅程。以藝術評論維生的湯姆，克服了腫瘤損傷的語言能力，病後兩年，持續參觀展覽、發表優質評論，直到入安寧病房之前。

湯姆筆耕不輟、不放棄任何治療的生活態度，一如臨危不亂的盡責船長，然而，要不是大副瑪莉安使命必達，一家三口的命運之船，恐已早早觸礁。為解決湯姆癲癇發作無法駕車的處境，瑪莉安趕鴨子上架取得駕照；當湯姆因失語找不到適當詞彙，瑪莉安便藉助語音科技，使他能繼續寫作溝通；當湯姆失去行動能力，瑪莉安則糾集朋友發揮創意，打造無障礙空間……但別忘了，除了應付湯姆層出不窮的健康問題，兩人還有個十八個月大，準備上幼兒園的男孩艾維。瑪莉安夾在中間，混亂、失序、甚至崩潰輪番上演，並不叫人意外。可當艾維招呼垂頭喪氣的她「來玩」，還煞有介事教訓母親：「難過還是可以玩」，瑪莉安突然醒悟：快樂和不快樂非但緊緊相抵，還是並容於同瞬間的兩極，彼此的摩擦，造就了我們生活。同樣的，生死並存不悖，彼此相鄰，只不過，死亡的原子不可忠議的沉重……

瑪莉安形容自己「正接近一座冰山，淚水是聲納，讓她隱約了解冰山底下隱藏了什麼」。但我深信，當讀者看完本書，將同我一樣感佩瑪莉安全家，雖在穿越堅實巨大的浮冰途中失去了湯姆，船未沉，且靜待風起。而十年後，台灣精神醫學界數以百計受過李宇宙醫師教導、照顧的年輕後輩們，只要想起當年抱病堅守崗位的老師，心中便升起一股，足以抵抗現世紛擾的力量。

透徹生命的靈光

彭榮邦（慈濟大學人類發展學系專任助理教授）

讀完最後一行文字，放下書稿的那一刻，我深深地嘆了一口氣，心裡只有一個念頭：「這本書，到底是怎麼完成的？」

這是一本很難、很難寫就的書。

《當我們撞上冰山》這本書，記錄了作者瑪莉安·考特斯陪伴罹患末期腦瘤的先生走向死亡的最後時光。作為一個曾經陪著伴侶走向死亡的人，我知道書寫那段經歷的困難。因為書寫意味著回憶，意味著重訪許多不堪、許多挫敗、許多混亂、許多眼淚，許多即使再深刻也不願意重新經驗的場景。沒有過人的勇氣和意願，成就不了如此挑戰自己的一本書。

這本書的另一個難，在於文字裡所閃現的靈光。那樣的靈光，無法來自事過境遷後的回憶，或來自天馬行空的想像；它是人在被迫直視生命，幾乎要滲出血來的極度凝視中，才會閃現的透徹。例如，面對伴侶即將死亡，恐懼就是一切嗎？瑪莉安告訴我們，「人無法恐懼太久。恐懼是巔峰，不是一片高地。……接下來必然有其他東西，是較輕的恐懼，或者是令人難以想像、更駭人的驚愕。我不知道浪巔過後，退潮的恐懼叫什麼，那不叫釋然或抒減，而是五味雜陳，既瞭解已發生的事，也明白往後可能會有的狀況。這是震驚加長期抗戰，再加上理解的紮實感受。」

類似的靈光，只會在陪病的過程中，貼著生命經驗的推演而閃現，如果沒有記錄下來，恐怕是稍縱即逝，難以復現。令人驚訝的是，這些透徹、直視生命的語言，在這本書中俯拾皆是。這意味著，這本書，或至少許多文字段落，是瑪莉安在日子過得像陀螺打轉般的陪病期間寫下的。因此，為本書拉開序幕的這一段話「一部關於未來的書，須寫於事前，以後我不會有力氣說話了，所以現在就寫」並不是虛言，而是相當接近事實的陳述。

問題是，為了照顧病夫幼子，瑪莉安連自己的藝術創作都暫時擱置了，為什麼還要寫？這樣的寫作是為了誰？

我不禁想起另外一個在陪病期間寫作的例子，日本科幻小說家眉村卓。他在得知妻子罹患末期大腸癌，剩不到一年壽命時，原本深覺無力，但在聽到醫師鼓勵妻子的話語後（笑可以增強免疫系統，進而對抗癌症），決定每天為妻子創作一篇讓她發笑的短篇故事。他就這麼奮力寫著，寫了將近五年，總共一七七八個故事。

眉村卓每日的寫作，是基於一個單純到令人心疼的信念：「讓妻子發笑可以延長她的生命」。不過彷彿老天疼憨人，他的妻子也奇蹟似地多活了好幾年。他這麼奮力寫作的初衷，當然是因為愛，這毫無疑問；不過基於他的故事所改編的電影，卻把他與妻子之間的這段經歷，處理成畫面唯美的純愛電影，這就可惜了。真實生活裡的愛，很難是「純愛」，受到病痛考驗的愛，因為有太多的拉扯，更是如此。把病痛當成謳歌純愛的背景，反而會看不到愛的真正力道，讓愛顯得太不真實，有種曝光過度的蒼白。

瑪莉安在陪病期間的寫作，沒有這種純愛的神話光暈。她在二〇一五年一月倫敦政經學院的一場演講中，被主持人問到寫作這本書的緣由。瑪莉安說，她在先生的病中開始寫作，不是為了任何人，更不是為了寫書，而單純是為了自己。她寫，不是為了跟現實討價還價（眉村卓的例子），而是因為現實太過衝擊，事情變動得太快，世界變得太混亂，她只有在夜深人靜、稍能喘息時，開始寫下些什麼，才能把宛如流沙般的現實給固定下來，藉以理解這一整天發生在她身上的事情。

她在陪病期間所寫下來的這些文字，因此閃現著特別的靈光。它們和寫於事後的文字不同，發散出來的並不是懷舊的光暈，而是一種即時性的、由生命經驗的當下性所透析出來的特別光澤。那樣的光澤，或許就像珍珠吧，是人在苦難中為了理解自身的處境，被逼生出來的明白。

書，是後來才出現的想法。瑪莉安為了陪病，暫時放下了藝術家的工作，但是藝術家的直覺並沒有離她而去。這些文字慢慢累積，到了某個時間點，開始有了自己的生命。它們就像大衛像召喚著米開朗基羅，召喚著她身為藝術家的感性，召喚著「作品」的出現與成形。

她在陪病的夜裡所寫下的文字，原本只為了照亮自己的困境，卻因為從無到有接生了語言，對其他人也產生了特殊的意義。如果說，這些原本私人的文字，在點滴的累積過程中逐漸有了成為作品的渴望，那麼，讓接觸到它們的讀者，得以從中感受到那個蘊生它們的世界，到底是什麼樣的質地，有著什麼樣的光景，將會是把它們公諸於世的重要意義。當然，對於瑪莉安來說，這也是一個藝術上的挑戰：該如何把這一顆顆透著特別光澤的珍珠，在不破壞色澤的情況下，編排成一個動人、而且具有整體性的作品？

面對這樣的挑戰，瑪莉安・考特斯交出了一個讓所有人都讚嘆的作品。有過類似經驗的人，閱讀《當我們撞上冰山》會是一個特別的邀請，你會在瑪莉安透徹的文字裡，找到當時在忙亂中，可能隱約有過、或未曾出現過的明白。沒有類似經驗的人，閱讀此書會是一趟難能可貴的旅程，因為走過的人，多數選擇了沉默。

目次

放手吧

空白深處，有前所未知的真實，
遭遇越龐雜，越無力
訴說或甚至記憶那些事。
矛盾充斥其間，
談著談著便偏離了。
你不會想擁有瘋人院和瘋人院裡的一切。

——威廉・安普森

第一章　啟航

■一部關於未來的書，須寫於事前，以後我不會有力氣說話了，所以現在就寫。

其他人就在近處，我可以碰觸他們，喚他們過來，他們就在這裡。我們全都在這裡，我的丈夫湯姆，還有我們的孩子艾維。湯姆是外子的真名，艾維並不叫艾維，但艾維就是指他。這孩子才十八個月大，水樣似地，很難說他以後會是什麼模樣。我們都將被這件事情改變，尤其是他。

家是我們這齣三人秀的舞台：是一切的主要發生地。其實我們經常外出，但這裡是我們最放鬆，最自在的地方。

我們出事了，接到一個消息，診斷結果是件大事，使我們與過去發生絕裂：將過去徹底、完全地保留在一個點上。事件發生後，我們決定留守，奮勇抵抗，雖然光憑抵抗並不能拯救我們，但無論怎麼看，我們也只能這麼做了。我訝異地發現，這項決定是一致默許的，我們雖然討論過無數事情——我們最愛討論了——但並未直接點明去談。所以在當時不能算決定，而比較像是同步的感受。

我們是被口頭告知的。我們發現自己只是凡人，或許你以為自己明白了，其實你並不懂。消息精準地落在兩個剎那間，你絕對想不到，會有間隙和空間容得下這種消息。消息帶來的威脅有兩個面向：眼前的事實和模糊未明的結果——意即事實的展現方式。第一項是立即性的，第二項涉及時間長短。事實具有連貫的力量，沒有任何人、想法或事物，能逃避事實的變化。就像有人專門為我們編寫出一條新的物理定律：這跟其他定律一樣不可撼動，且無感到令人害怕。這是一條感知的定律，內容是，**你將失去一切吸引你目光的東西**。按這種解釋，你不能有消沉的時候，你得目不轉睛，片刻不離地觀察。觀察是積極的作為：就像瞄準或打擊一樣。

更不可思議的是，收到消息後，我們並不像別人以為的那樣，陷入黑夜裡，我們在許多方面依然照舊。天還亮著，只是大光變得不太自然，耀眼得刺目，每件事都一樣重要了，不能輕忽。

這是初期的狀況，家裡變得川流不息，我集亢奮、蒼白、茫然於一身。我們是空氣，牆壁也是空氣。剛聽到消息時，我們本能地告訴別人。消息一旦發出去，便收不回來了；一旦說了，便不能廢除。於是我們開始去談，一家三人像被溶成液體般地任由他人飲下。親友來了又走，總是樂於幫忙。艾維頗如魚得水，我們也是，但就像我說的，這是初期的狀況，也許將來都能如此。

■　這是艾維第一天上保姆家，我九點鐘到，極力掩飾心中的焦慮與沉重。這是我們第一次正式分離，我是個講究細節，但缺乏經驗，搖擺不定的母親。我一頭熱地掏出一大串孩子的生活資料：他的大口杯，何時喜歡小睡，便便、遊戲的情況，喜歡什麼，能吃的點心，不能吃的點心。任何事都阻止不了我。

保姆住在街角，比我年輕精明許多。這些話她之前全聽過了，她懂得耐住性子讓我把話說完，等我交待完畢，再接下孩子。我打量著她，邊說邊挑剔房子的毛，**那個邊角會不會太尖？那道安全護欄看起來不太穩。廚房可以再乾淨點，我知道她養了幾隻狗；狗兒在哪兒？我為什麼要把艾維送到一間有狗的住家？**我們都知道我的一番話只是表徵，話語是一首哀歌，悲悼孩子離開我的生活，進入另一個人的軌道裡：孩子要離開家，奔向世界了。

我的歌才唱到一半便被打斷了。湯姆來了，看到他令我十分訝異、開心，我們最近被攪得天翻地覆。一個星期前，我們在朋友家時，湯姆突然原因不明地犯癲癇，他以前從來不曾有過癲癇，嚇得我們連夜直奔醫院。兩人雖被搞得身心俱疲，但事後湯姆一直好好地，我們也就慢慢冷靜下來了，何況還得考慮到艾維。不久醫院應該會有一些檢驗結果出來，我猜通知上會提到高血壓或飲食之類，能控制的狀況，某些普通而不至無法因應，超乎處理範圍的問題。你若問我，我會那麼說，我真的沒有做任何想像，我只顧慮到艾維。

湯姆直接跟我打招呼，然後拉起我的袖子，將艾維和我帶離院子，離開玩具，來到街上。他能來真好，表示他瞭解這項任務的重要，並現身支持。我是一艘即將首航，裝滿母親腎上腺素的飛船。樂團揚起樂聲，升空是最危險的時刻。我已經離開地面，氣囊裡漲滿了孩子和他真實的與想像出來的需求。我們三個人擠在街邊一棟有淡紫色矮牆的白屋門邊，住址是阿爾卑斯街三十六號，磚塊縫隙間的淺土上，生著細小多汁的景天屬植物。艾維在我懷中扭動，我兀自說個不停，**艾維好放鬆，他喜歡保姆，他在這裡會很開心**。湯姆打斷我的話，說他接到電話，他長了腦瘤，很可能是惡性的。

我是在聽他講完之前就懂了，還是在講完後才明白的？失火了：我的飛艇爆炸成一團火球。淚水像焚熱的燃料般流下來，沒有時間搶救任何東西，沒有時間理解任何事，來不及了。那句話是事實，事實在知識釋出意義前，便已造成。那是最速效的毒藥。

我擁緊艾維，越哭越凶。什麼時候開始哭的——是之前，還是之後？我不懂，我好像是聽到消息前便哭了。艾維開始嚎啕大哭，惹得保姆來到街上，也嚇到她照顧的另一名孩子，一名等著跟艾維交新朋友的孩子。小鬼跑到門邊，茫然地看著我們。**他們在幹嘛？**儀式結束了，艾維的人生儀式被棄置一旁，湯姆將他塞到陌生保姆的懷裡，然後我們便逃開了。

我是四點鐘回去接他的嗎？我不記得艾維怎麼回到家的，總之那天結束時，他回到了我們身邊。從孩子臉上，看得出他對突然扔給他的新世界十分滿意：狗狗、小孩、可供玩耍的戶外院子、沾著雨漬的塑膠玩具。好奇怪，他身上完全沒有汙斑，他毫髮無傷，甚至還很開心。那天早上離家時，我們還滿心歡喜，毫無意識到死亡，我們知道死亡的存在，但不關我們的事。

那天我在經過很多個小時後，勉強說出第一句完整的話，我對湯姆說，**我不能因癌症而**

失去你們，我絕不。

這是我一開始的決心，且靜觀後續變化。

■ 那天透過電話得知診斷後，我們扔下艾維，開始去散步。衝擊讓我們兩人融為一體，我們是一隻靠本能繼續移動，行屍走肉般的四足動物。我們往南走，兩人說著話，但什麼都不去瞧。市郊很適合這種漫不經心的走法，所以才會有郊區的存在。

幾個小時後，我們來到多維滋畫廊（Dulwich Picture Gallery），我們不是要來這裡，而且我也不知道我們去過何處，現在既然來了，湯姆得去看一幅畫。接到電話時，他正在處理一件事，想要看一張畫。兩人雖極力回想，卻再也憶不起是哪一幅畫。或許這是該注意的第一件事——時間的持續性。對湯姆而言，看畫是本能，那是他的工作，熟悉到毫不起眼，所以我到很後來才想到。湯姆總是有特定的畫作要看，即使現在，時間也不曾停駐，只是更新而已。我可以感受得到——時間並未增快或變慢，卻有股個人的脈搏在其中淺動。

湯姆的心思飛快轉著，他長了顆腦瘤，但心智仍在。他的心智在何處？還在今早的地方，腦瘤就在其內，但腦瘤不是心智。昨天、前天、大前天，以及之前不知多久的日子裡，腦瘤已經在那兒了，只是我們不曉得。這個先是藏在意識區裡的東西，後來變成了一種認知。

我們是新手，資訊又少，只能一再重覆手裡的資訊。我們來回講的一句話是，**腦瘤長在說話及語言區裡**，**腦瘤長在說話及語言區裡**。「腦瘤」和「區塊」聽起來像分開的兩個實體，其中一個貼在另一個之上。我不去考慮腦瘤可能有天會侵蝕心智，那想法是後來才出現的。心智能戰勝腦瘤，藝術戰勝一切。湯姆走進畫廊裡。

我茫然地留在外頭，花園裡有棵嶙峋的柏樹，樹身是褪淡的棕色與白，狀似被雷擊中，垂死苦立著。我在柏樹下的草地上伸展四肢，沿其枝幹望向樹梢的天空，好似它能為我展現什麼。時間悄然流逝，湯姆回來時我仍在那裡。

四天後，艾維開始說話了，他已牙牙學語數週，但現在話語成形，使來便給，他輕輕地逐一將字串成句子。艾維的進步令我驚詫，但在這節骨眼上，一切都顯得陌生：其他的人、煮飯、窗外的景緻、早晨醒時的第一個念頭、艾維的臉。我必須習慣這一切，艾維的學話，只是另一項與主要事件平行的小事罷了。

孩子們出身在語言的環境裡，一生下來便能瞭解語音中的細微差異，艾維在子宮裡連聽我們不斷談話數個月，我們念書唱歌給他聽，還大聲笑他。他知道我們的聲音模式，從聲音的調子裡，他也知道出事了。我的臉透露了訊息，還有突來的急切談話，以及緊接著的沉默。艾維雖未遭受知識的欺凌，但其餘部分，他都跟著我們一起經歷。我們一起學習釐清此事，而我們才剛剛開始而已。

這件事對家裡的衝擊相當實質，感覺就像我們將屋內的結構重組，或把房子稍微挪動幾度，讓陽光剛好灑入屋內。所幸在狂亂中，艾維對我們說的話，尚十分正常。他沒有表示害怕的字彙，他的「爸比」意指我們兩個，「kee」是指猴子和不高興的「噢，糟了！」。「Ssss」表示蛇、字母S和任何類似皮帶或鐵軌的條狀物。「click」指燈，「sta」是怪物，「gakator」指拖拉機。艾維很快就學會一些好用的單字了，如挖土機、蘋果、湯匙、奶油、車車、眼睛、吐司、刷子。「See-n」是指機器，他還會說二、三跟四。

就某方面來說，那也完全正常，因為我們會戳他，逗他玩。大人就是這樣，為了自娛而逗弄孩子。**發出火山的聲音**，我們說。**發出像煙火的聲音，像恐龍的聲音**。每次求他發出同樣的聲音，他便眉開眼笑地從唇間發出細嫩甜美的聲音，吐口氣，蹦出一個伴隨噴沫的子音。

■ 一個星期後，我的生日到了。我們坐在陽光燦然的餐館桌邊，那是晴光四射的九月。孩子年幼時，我們並不是很懂得珍惜這段寶貴的時間，我幾乎看不住餐桌上的艾維，他跟貓咪一樣大；生著金色的毛髮，被陽光照得發白。艾維張手拍抓著食物，把東西一口口往嘴裡塞：酸的、甜的、焦的、鹹的、果肉、油和菜葉。跟長這麼大的艾維坐在一起，令人激動莫名。我們是來慶生跟誌記另一件事的。我們乾了杯，這是我最慎重的一次。

祝福我們，祝福即將到來的時光。

回家時，摩瑟斯跑來送沙發。我們在確診前到他店裡頭訂的，沙發在診斷後送到了。我們無法拒絕，雖然感覺很可笑。一張二手沙發？不行，不適合我們。改朝換代了，所有交易全部作廢，**錢留著，但請把沙發拿走**。可是摩瑟斯在我們未及表示任何意見之前，已努力將沙發抬上階梯了。家裡有客人，我們五個人手裡拿著酒杯，呆坐在房中另外兩張沙發上，沙發就是要送進這裡的。等摩瑟斯將沙發放妥後，感覺那沙發一直都擺在那裡。我們決定還是留下它，這樣可以有更多人來參加服喪期，客人會有更多地方坐。

■ 為了整理頭緒，我們必須大聲說出發生什麼事，唯有如此，我們才能聽到從別人口中說出的消息，重新再化成語言——噢、唉呀、感嘆詞、唏噓之聲、嘖嘖之聲和長長的喟嘆。也許從別人嘴裡聽起來會不同；我不知道是變得更好或更糟，也許是變得更容易理解吧。

以下是我們的做法，我們列出一份朋友的電郵名單。我們很容易分神，連回想這些人是誰都還費了點力氣。我們回憶所知的事物和過去的點點滴滴。我們的婚禮在九年前，名單的核心是當年參加的賓客。當時我們很喜歡這些人，現在也大多沒變。再往下是婚後認識的新朋友，有各種派對得來的名單，最近透過朋友結識的人士與新朋友。我們沒有刪減，只是往上添加，這是一份建築工作，我們要的是堅實的分量、重量與數量。有些因私人因素和理由，或工作、個性關係，而少與他人聯絡的朋友，一開始會被我們粗心漏掉。我們怎麼會忘記**他們**？也許我們還會認識新的朋友，但感覺上，結交那些在我們病後才認識的人，好像有詐欺之嫌。我們應該悄聲說，**真正的我們不是這樣的**。名單是一張網絡：私人的、工作上的、關愛與聯結、親近的、從熟知到極熟的。家人也在名單內，他們的名字在電腦上逐條登錄、數位化，並按字母排列。現在該讓他們知道了。

迄今為止，僅有少數人知情。你得先瞭解一點，無盡地重述很令人吃不消，非常無聊、累人、又喪氣。長腦瘤的事已經很難開口了，聽起來則更難過。我沒別的事可談，即使才講幾遍，我的話已索然無味，像可悲的背誦了。每個聽到我們消息的人，都想知道細節，而細節全都一樣：癲癇——到醫院——做掃描——一顆腦瘤——癌症——開刀——治療——未知。結構順序也許得依不同聽眾做強調，或因對方沒聽進去，而必須從頭講一遍。我們還得安撫朋友家人各自的反應，那是我們的責任，是我們欠他們的。我們不想讓大家承受太多壓力，或嚇到他們，生病是我們自己的災難，他們只是被喚來見證而已。

至於要強調哪一點？我們並不清楚。實際的狀況並不多——手術後接著做放射治療，然後是化療，再來做追蹤，就看你怎麼去說了。這到底是個災難故事，或是倖存者的故事？劇情要怎麼走？會有期限嗎？我們不希望別人誤解，但要誤解什麼？事實是一個醜陋的結，糾結了精確與推估，涵蓋了沉重與審慎的希望，以及各種統計數據。湯姆開始描述，我幾乎不能言語，於是我們攜手為大家寫了封電子郵件。

二〇〇八年九月十四

親愛的朋友們：

我們有個壞消息要告訴各位，湯姆的腦部長了一小顆瘤，是否為惡性尚未可知，但有可能是。腦瘤必須切除，湯姆約一週後會動手術。

我們不知道將來還會不會有問題，或手術會不會有副作用。對我們來說，這段時間非常懸而未決。

經過最初的震驚後，我們盡可能堅強起來，主要是因為湯姆此時十分安好，氣色佳，思路清明，他很體貼，照常寫作、工作、準備。艾維跟平時一樣可愛。

在手術期間及術後，我們也許會需要一些幫忙，我們還不知何種形式最好，或許是實際的幫助，或只要朋友們能多聯絡，打打電話，想想我們，發個電郵，來看我們。

我們會讓大家知道湯姆何時住院。

愛你們

我們擠在書房燈下的電腦前，湯姆按下「傳送」。這是個嚴肅的動作，表示同意在這段期間與這種情況下，讓附屬於我們的一切，換上不同的色調。消息一旦發送出去，便無法收回，或假裝沒這回事了。我不敢說自己準備好了，我對「傳送」的意義，缺乏連貫性的瞭解。

我無須等待，立即收到多封回信。這些人都在做什麼？夜這麼深了，竟然還窩在家裡跟公司的電腦前，好像隨時準備關心湯姆的腦？**消息**，**消息**，**消息**，**消息**：這兩個粗體字不斷往下拖曳，在「主旨」欄裡，像黑色宣言般地一再被鍵入。現在我們被人看見，能被找到了。天空捲了回來，露出底下沒入黑暗的廣大草原，被孤立的我們身上照著光，我可以從遠處看到我們屋內及屋中的那個小家庭。我們竟如此輕易地糟受蹂躪！又如此無力反抗！太可悲了。

剛開始還不清楚事情的運作方式前，我會反覆分析回信，篩檢信中的措詞，仔細權衡。我是在搜索跡象，這是種迷信，就像解讀茶葉或在大火中尋找圖像一樣。我依據文字的感覺立即做出判斷，並看交情深淺做回應。**你有多愛我們？你真的瞭解我們嗎？你要如何保護我**

們？我忍不住討厭起那些未達我理想，或遲遲不回信的人。我們有生命之危，希望親友能聚在一旁保護我們、安慰我們，為我們唱歌。孤立等同於死亡，我們會被剔除掉，那是一定的。可是拿電子郵件來區分實在太草率了，短短幾行字算什麼，飄浮游移的文字能解讀什麼。幸好我的武斷很快消失了，我搞錯了！這跟我們無關，而是跟他們有關，我們只是被檢視談論的二手資料。

你沒辦法事先排練這些回應，雖然有些人曾經面對死亡，但不管他們對我們做什麼，都是頭一遭，所有人都得臨場反應。有些用冗長囉嗦，不知所云的贅述大談自己。有些直接表達關愛，有些人極為務實，有些人的回信很棒：充分解憂，妙趣橫生。大部份回信都很簡短，這是最聰明的。有的像在鬼扯，語句破碎紊亂，像未完成的拼圖或射向樹籬的箭。有各種懷舊、愛的表達與表示震驚。有簡短如公文的信件，**謝謝你們通知我**——非常好，且與寄信者絕搭，就像一條漂亮的馬褲或粗革皮鞋。有些表示難過，有些根本沒回信，但我們不會因此不重視他們，我們只想寄出消息而已，即使未獲回應，朋友仍在，不會就此刪除。

我們收到詩文、照片、網站連結、瘋狂的建議、餐飯提供、邀請、提議、笑話、陳詞濫調與慷慨之言。勇氣以所有的形式，以液態、固態逼向我們，壓擠、拍打、傾倒、塑形著，來適應我們。親友們的協助與關愛固然彌足珍貴，但最重要的是，我們的事已公諸於世，我們發出的訊息被聽到了。每一封回應，就代表有一位朋友啟動了。我們的訊息發出一個單音，回信是和音。

這段時間我不斷地哭泣，只有在艾維面前除外，因為他覺得似乎沒什麼好哭的。

■ 我們被賦予新的未來，面對未來，我們根本無從憶起之前有何期待。艾維在十八個月前出生，所以那時應該有許多期許吧，但確實是想不起過去的內容了，都消失了。

以前艾維的存在比較合理，是連續的一環。我研究他，他很顯而易見，但關於他出生時的狀況，我的記憶卻模糊不清。有人提醒我說，艾維是緊急剖腹產的，他就像一條會自動消磁的磁帶一樣，不斷地更新、改變、長大。他將陪著我們，一起步入新的未來。

十八個月後，我們又回到同一家醫院了，印著醫院標章的筆記紙上，寫著新未來的時間表。腦部手術的時間會盡快訂出，接著以放射及化療治療六個星期，直到耶誕節前。這種化療稱為帝盟多❶，明年上半年要做六個月，為期二十八天的化療，這麼長的時間才算一次療程，對腫瘤的一輪攻擊。每個階段將遵循前一次治療，除非我們決定放棄不做，這是自願的，我們可以隨時放棄，但我們沒有，我們簽名登記了。

湯姆感覺狀態很好，因眾人的關切而顯得精神奕奕。手術不日即至，所以在確診到手術間的那個月，湯姆和我都瘦了。動腦部手術的人最好別太胖，因此我也陪著減重，這跟戒煙一樣，兩人一起戒會比較容易。我們在家時，常一起待在廚房煮菜吃東西，這既是日常所需，也是一種調劑，現在硬要區隔出來，實在難以想像。

我沒有飲食無度的問題，我平時不量體重，沒有過胖的問題。我覺得自己看起來還不錯，我知道對一名四十多歲的西方女性而言，可能有點奇怪，但這是我自認與眾不同的地方之一。我不節食，不限制飲食，我的尺寸是十或十二號，視廠商而定，我不會把時間耗在體重上面。

湯姆比我重多了，他吃東西有幾個壞毛病，他很好吃，貪吃，又過食。他以前常吃的東西比我的誇張，湯姆二十多歲時，會吃即食餐、肯德基，還自己買美奶茲雞肉三明治，我從來不會那麼做。他的日常飲食經驗挺糟糕的：一九七〇年代讀私立精英學校，被迫吃一堆蛋，而且蛋黃跟蛋白都得吃，還有英式醬料跟食物、牛奶布丁和醃豬腿、燉肉丁。

減重的事由我負責，我可以擔任這個領域的權威，我很專注，但不至於瘋狂，我們的廚房戒令簡單合理，每個人都能懂。我可以在廚房裡拓展各種理論，並相信其功效。我會在色香味上下功夫，做出可口的食物。在無能為力的狀況下，能在煮菜上有所作為，也算是一種控制。

我是個改弦易轍的極端份子，一開始煮得難吃極了，我把肥油、豬肉和調味品全扔到一旁，煮出色香味俱缺的燉蔬菜。不過很快的，一切都奇異地變得可行了。「小盤子小盤子」成了我們的新咒語，我可以光憑這個主題，寫一本節食的書，別人用更少的點子都能出書了。這本書得補充一點鱈魚學、食譜、公告、讚譽、彩色照片與長篇說教，不過基本上要說

❶帝盟多（Temozolomide），口服型化療藥物。

的是：學做飯、想吃啥就吃啥、別吃炸的、用直徑八公分的盤子、莫將食物堆高，還有，別回來拿第二盤。書的背面會有一張八公分的虛線模板，可以剪下來。**千萬記住——別把食物堆到滑下來的高度！**那樣就應該很清楚了。不過也許我得提一下癌症。

人人都應該用小盤子吃飯，我們家有一套我祖母傳下來的舊美耐皿盤，有著近似食物的顏色：洋菇白、茄紫、薑黃色，加上一個有裂痕的翠鳥藍。**無鹽，無麵包、無油、無奶類製品、無第二盤**。這句話寫在冰箱上的便利貼，可是「無」並非絕對，我們不喜歡絕對的東西，我們吃得很好，關鍵似乎就在最後一句話，「無第二盤」。

動顱骨切開術前，我們只剩不到一個月的時間了，得快速減重。不斷有人跑來看湯姆，表示聽說他得了癌症，然後又說，**可是你看起來很好呀**。這話令他發笑，因為他們的意思是，**你很瘦嘛！**「很好」只是另一種委婉的說法。我直接減到一百一十二磅（約五十公斤）。某個晚上，在幽暗的餐廳裡，我的腋窩看起來竟像洋裝裡的白坑。有一次我真的餓到發昏，那是個明確的指標，我們必須吃東西了，所以我們就吃了。

艾維是另一個反向的軌道，他對食物有高度興趣，率真地享受美味，真是太可愛了。我若早知看自己的寶寶吃飯，是何等樂事，一定會考慮多生幾個。他萌到令我目不轉睛，我掩飾自己的熱愛，免得孩子懷疑哪裡出了問題。於是我陪他一起吃飯，或望著窗外，或假裝讀報。他舀起一瓢扁豆，唏哩呼嚕地吃著羅勒蕃茄醬，拿麵條猛沾。他用麵包沾菠菜湯，直到兩者融為一體，再吸食而盡。他把青花菜當棍子，並在嘴裡塞入一、二、三、四條青花菜。他還吃肝臟！他吃香蕉、大蒜和炒菜！我們瞪大眼睛看他，我們贏了，他也贏了，我們大家全贏了。

所有各吃各的狀況，帶肥去油的，都在同一間廚房裡並存，這需要組織力，而組織的工作落在我身上。全都得花時間、心力，除了我最基本的工作外，我幾乎幹不了太多事，反正也沒什麼要事。現在一切事物都得有代價，烤個蕃薯是無價的，烘條錫箔紙包的魚也值得歡欣，吃東西是美好的共享，還有什麼比餵養你所愛之人更甜美？

二〇〇八年九月二十五日

親愛的朋友們：

以下是湯姆的進一步消息，他得在九月二十九日去醫院切除腦瘤，到時會住在皇后廣場的國家神經學醫院，手術訂在週二，若一切順利，他應能在週末返家。

目前我們尚無法預估復元狀況及進一步的治療，但此時此刻，與友人保持聯繫對我們十分重要，請在未來幾週，給我們打打電話、發簡訊、寄電郵或來拜訪。如果我們無法即時回覆，也別擔心，希望能很快見到你們。

愛你們

湯姆開刀當天破曉前，我們犯了一個錯誤。我們之前跟外科醫師K先生見過面，他十分有自信，所以我們也信心滿滿。我們很信賴，卻一無所知。整件事的後果是不明確的，因此我們決定把艾維帶到醫院，為了好運與祝福，我們三人要全體出席，像一個穩固的實體、一把凳子或三腳架，絕不讓湯姆單獨赴會。

時間很早，夜晚剛過。我和孩子到達時，湯姆的臉已用馬克筆畫滿圈叉了。他的臉頰、太陽穴和額頭都貼著綠色的厚塑膠圈，引導電腦測量切口，圓圈則是用來對照腦瘤的部位，指出頭躺放的位置。手術台上的頭顱是個靜物，就像蘇巴朗❷畫作裡的包心菜或陶罐，在黑暗的背景前打上光線，絕不能隨便移動。

湯姆看起來既亢奮又惱怒，他人雖在，心卻未與我們同在。我們無法一笑置之地把它當成可笑的臉繪，艾維痛恨臉繪，總是敬謝不敏。即使臉上沒貼東西，沒有黑色的箭頭，湯姆的眼神還是表露了他的心情。湛藍的雙眼變得灰濁，在溫暖昏濛的半邊病房裡，映著閃閃的

❷弗朗西斯科·蘇巴朗（Francisco de Zurbarán，一五九八～一六六四），西班牙畫家，擅長以明暗對照畫法。

燈光。這畢竟是開腦手術，我們在高海拔區，吸不到足夠的空氣，不是人人有機會動腦部手術，我們是這場詭異節慶的參與者。

湯姆必須禁食，所以我們到一間小客房裡吃早餐。房間名牌上有張照片和一個七年前的日期，看得出這房間是為了紀念之前動過刀的捐贈者。我把艾維的優酪乳和水果混裝在罐子裡帶來，還有他的粉紅湯匙。湯姆試著餵他，但艾維不肯吃。太蠢了，他為什麼要吃？我是吃不下，湯姆則不能吃。

四周好靜，沒有人打擾我們，我們可以逃跑，搭巴士回家，或躲到別處。醫院是個奇怪的地方，如果你有行動能力，又能自主，大可以逃走。但我懷疑有多少人會這麼做？如果我們能逃就好了，是信念讓我們留下來的；我們相信科技、體系、制度，相信整個先進的西方醫療設備。我們在打賭，我們相信這是最穩當的押注，所以我們留下來了。

這房間是給病人的隱私空間，也用來接待客人，可是房裡沒地方坐，而且堆滿了東西，大概在牌子掛上不久後，便被拿來當儲藏室了。醫院痛恨浪費空間，所有的美意都與這點相抵。於是牆邊疊靠著多餘的椅子，屋中橫陳著桌子、輪椅、助行架和一落桶子。門邊掛了一塊告示板，上面空無一物。客人都跑到別處休息了，這裡半個人也沒有。燈光在塑膠地磚上映出一道道強光，牆壁被快要剝落的護牆板隔成兩種色差的米色。長方型窗外的黑空，表示清晨即將到來。我們就快要動手術了。

艾維害怕地在湯姆懷中扭動，我真不該帶他來，他嗅出我身上的恐懼了。湯姆害怕嗎？好像不會，他是獲選者，獨自沉睡在他的夢底，就這樣而已，我們無法透視他的夢。我們在這裡幹什麼？在為已發生的衰事和未發生的衰事之間作記。我們總是在標記事物，那是我們的習慣，然而即使我們把每一天的每一分鐘都記下來了，仍永遠不足。這些日常的記錄總有著相同的目標，為了留下永恆，讓我們能緊緊留駐在彼此眼裡——就像我今天拍下來，那些光線不佳的照片一樣。由於艾維每天都在改變，這麼做挺費事，但我們還是想試試。

我們是三人組，但其中一人的意識受到干擾，他的自我陷入危難裡了。他將會如何？還會屬於我嗎？他對愛的認知呢？那是最重要的，愛藏在腦的哪個部位？上面會打上黑色的叉嗎？湯姆會像現在一樣愛我和孩子嗎？如果他辦不到，會不會影響到我跟孩子對他的愛？

我不想留下來，雖然我很擔心離開後會有狀況。時間與抗拒的拉鋸，是一種停滯的公式，奇怪的是，我們並非處於尷尬的停滯狀態，而是別種依據經驗而來的移動。我們把艾維帶到了風暴核心，他極力抗拒。他知道自己在這裡什麼都得不到，卻非來不可，現在他被困在疊床架屋的多餘家具裡了。時間是初秋週二上午七點鐘，不久我就得離開了，我必須將艾維帶走。我沒有機會去習慣這件事。

■湯姆要動顱骨切開術，我們在這裡完全幫不上忙，只能垂著眼，像悔罪者似地在街上亂走，直至手術結束。艾維在醫院裡語焉不詳地道過祝福後，便被我送到托兒所了。正常作息對他是最好的休息，晨光已轉成覆滿天空的青灰，我隻身回到醫院。薇薇安會來陪我，我孑然一身，無家可歸，神魂飄渺。在等候外子的手術結果期間該做什麼，這事我還沒主張，反正沒有硬性規定，我想做什麼都行。

我想離他近些，因此我們決定待在附近，絕不遠離醫院的牆圍。這是一種新的依戀，我對此區不熟，神經學醫院位於倫敦一處我從來沒有理由經過的地區，穿過廣場底邊，南翰普敦大道旁的窄道，便能來到幾條平行而奇特的街道上。若換個不同狀況，也許我會發現這裡，因為這邊似乎相當熱鬧。成人教育中心提供課程和分量飽足的美食，有幾座花園可供上班族和病人休憩。羊泉街上有考究的訂製西裝店、精品店、高級熟食店、咖啡館與書店。若生病的是艾維，我一定會把這個地區摸熟，因為偉奧蒙街的兒童醫院就在隔壁。

為了找點事做，我買了條圍巾止顫，並拉緊外套，阻絕溼氣。這是我按女生喜愛的款式，從一箱五顏六色的毛織品中挑出來戴在脖子上的，以誌念本日。圍巾很軟，藍色極淺，搭在綠色大衣上，使我成了四周最亮眼的東西，其他一切都顯得溼灰。我們除了等待，無事可做，我們去過書店，到室內喝茶，但我無法乖乖地坐在其他客人之間，所以我們便離開了。街角就是考拉姆兒童公園❸，我在學校讀到考拉姆時，想像他是位先進的改革思想家，穿著馬褲，精神煥發，面色紅潤，一身白衫，頭戴假髮。公園大門牌子寫道「成人需有未成年陪伴」。好反骨的點子。我們沒帶孩子地走進去了，但艾維的精神全然與我同在，公園裡

❸考拉姆兒童公園，由考拉姆（Thomas Coram，一六六八～一七五一）所建，其為英國慈善家，創立倫敦棄兒醫院，照顧遭到遺棄的孩子

沒有人來阻止我們，因為此刻正下著滂沱大雨：倫敦的急雨全力開火。我們躲到石造的亭子裡避雨，定定坐著，我們被圈困在亭柱裡，不知如何是好。溼氣透入我雙腿，在我們半圓型的避雨處外，大雨落在路面上彈起一英呎（約三十公分）高。

經過一段時間後，我猜開刀應該縫合了，兩人便返回醫院。我的圍巾已失去作用，渾身哆嗦得厲害。我把薇薇安留在樓梯邊，自己走到恢復室門口，這時我聽到一個聲音。是湯姆：一名男子毫無困難地說著話，清晰而興奮無比，他的聲音宏亮熟悉。此刻真是難以言喻，究竟像什麼？就像所有預期的總和，而且還要更多。這是給我的款待與賜禮，再好不過了。

推門像大聲招呼似地一下打開了，外科醫師K先生就站在我面前。看到我，他眼睛一亮，我們在門口談論時，他用腳將門抵住。雨水自我的頭髮淌到臉上，從外套滴落地板，在靴子旁積聚成灘。K先生對手術很滿意，湯姆非常開心，我也非常高興。

■二十二根厚厚的金屬釘書針，從下巴一路釘到左耳後側，剃掉頭髮的區塊，從正面什麼都看不到，但從側面望去，有一道沾著血，長十二公分的銀疤。手術一週後，傷口復原良好無礙，醫院打電話通知我們回去拆釘子，並聽取切片檢查結果。我知道我們必須接受切片結果，檢查結果將帶我們走往下一步，但此時我只顧得到那些杵在眼前的釘針。我們坐在病房入口的一對綠椅子上，彼此相依地等著。

有種拆釘針的機器，是鋪地毯工人會從工具箱中取出來的簡單工具。從我們坐的地方，在床邊凸窗對面，可以看到只有兩名值班的護士，一位是德國護士，另一名護士叫唐娜。唐娜被指派來照顧湯姆很多次了，但關係不是太好，她很容易不安，我不知道是因為湯姆的關係，還是她對每個照顧的病人都這樣。她被選來當護士似乎十分不幸，甚至殘酷。她的性格若從事其他職務，或許會好一點，但我並不確定她有什麼天份。此人行事慌張，常掉東西：尿液、血液採樣、棉花棒等。

唐娜很在意自己的動作，彷彿知道自己沒把工作做好，為了掩飾不稱職，而加快動作，結果反而更容易出事。大家都知道她會假裝充耳不聞，她的金髮十分難看，用髮夾在腦後亂夾一氣。如果她能看到自己的背面，絕不會把自己的頭髮搞成這樣。

今天我們得在唐娜和德國護士之間做選擇，誰先得空，便會被派來照顧湯姆。在見識過唐娜的工作狀況後，想到她要用那對笨拙的手，拿拆掉湯姆頭上釘針的工具，我就腿軟。我好想哭，我必須阻止她。

護士長查理進來了，有一次我們在休息室看到查理穿著老舊的棕灰色便服，拎著一個塑膠袋，看起來就像是酒吧裡的人。他臉上皺紋極深，不是現在就是以前抽過煙，你在酒吧裡絕對不會注意到他，不過在病房裡，他是唯一值得注目的人。查理是遊輪上最厲害的服務員，他沉穩仔細而從容，就像一碗清水。他做事自在又有效率，不流於急切，病房是他的地盤，什麼事都逃不過他的法眼。

查理很忙，我得迅速把握機會插話。我對他說，**湯姆的縫針待會兒就要拆了嗎？等其中一位護士準備好就可以拆了**。我沒法拐彎抹角，他一定很清楚唐娜是什麼樣子。**我能要求不要是唐娜嗎？**他用一對綿羊般的灰眼看著我。**可以**。

查理說話算話，德國護士極其熟練地從底處將釘子一個個拆掉，沾血的金屬支架叮叮噹噹地落在盤子裡，看起來像昆蟲，上面還黏著一些東西和少許毛髮。非洲人有時會用螞蟻來縫合，這裡就只是用金屬釘書針，一點都不麻煩，我們又等了一會兒。

我們開始注意到一種模式，他們會在某些地方告知我們消息，那些地方往往是臨時的、人員進出頻繁、湊合著用，很容易受到打擾的地方。似乎再怎麼可怕的消息，就不會那麼像世界末日，而只是公開地把知識從一處傳到另一處更不迫切，或更迫切的地方。身體的治療——如拆針——就會到特定場所。可是除了上次癲癇，湯姆完全看不出病徵，所以知識即一切，我們得藉由談論，去感受看不到的疾病。可是我們從沒被帶到能好好談述病理，或感受其重大影響的地點：如腳底一空、門牆圍攏、壓力突然一罩、天地一空、一片茫然。我們所有好的、壞的消息，都是在小小的空間中得知的。我可以一一列舉：電話，一間兩邊各通到相鄰診間的淡綠色休息室，一道推門，一小間擠滿椅子、電腦、檔案和碎紙機的辦公室。最後這個房間有門可關，所以至少稱得上是房間。

釘子拆掉後又等了半小時，湯姆、我、醫師K先生和護士長查理就在這裡聚會，聽K先生把切片檢查結果告訴我們。房間好小，我們坐定後，任何人要離開，大夥全得再度起身。

四張旋轉椅的椅腳彼此打結，沒有人能單獨出去，因為門被椅子擋住了。窗戶打不開，一個大垃圾桶佔去了主要空間。

這場談話沒有導言，切片結果糟到不能再糟，癌症第四期——多形性膠質母細胞瘤（glioblastoma multiforme，簡稱GBM）。這是我們聽到的新名稱，我聽到一串簡短的詞——侵略性——早期——很小——包囊。即使在聽取這天大的壞消息，我仍注意到K先生溫柔的聲音與略顯遲疑的語氣了，彷彿這樣便能降低衝擊，讓我以為實際情況可能比現在更糟。他又多說了一些話，但房裡的空氣已與我體內的空氣融在一起，令我難以呼吸了。

這不是K先生的工作，我沒有詆毀外科醫師的意思。這位醫師的手很巧，卻不擅言辭。他的態度和話語僅能做到告知，遠不如他游刃有餘的手術刀來的服貼。我們這種擅長文字的人，這點比他強多了，可惜我們四個人突然站錯了位置。一件全新的怪事發生了，我們是受害者，我還不知道這表示什麼，但我們賴以立足的地面消失了。

我必須離開才能思考，這次會面就是為了這個消息，消息公佈後，便沒別的要說了。四人同時起身，一時像卡住不動的土風舞，大夥尷尬地杵在那兒，互相握握手，象徵性地點點頭，低聲道謝祝福。剛才到底發生什麼事情？我們離開了。

我已經熟記出去的路要一連串右拐了，先左轉離開小房間，然後右轉離開病房，離開醫院，離開廣場，走出去。我們默默並肩而行，消融在熱氣與共同的危機感中。我的眼睛泛著薄光，但淚水沒滴下來，只像一片屏幕般地掛著。透過淚片，我看到擁擠的街道，但一直等我們抵達河邊後，我才又開始注意到其他的事物。

二〇〇八年十月九日

親愛的朋友們：

革命尚未成功，湯姆的腫瘤切片結果為惡性，手術非常成功，但他必須很快開始做為期六週的放射療程（也就是說，每天去聖湯姆士醫院做治療，一週五天）。除此之外，湯姆的手術復原頗佳，氣色和狀況都不錯。

接下來兩個月的治療會很難熬，所以容我們重申一遍，此時與朋友保持聯絡對我們非常重要，請繼續給我們寫信、打電話、傳簡訊、寄電郵，來看我們等等。

愛你們

九月，我們除了自己的聲音，對外界不聞不問，但我還是聽見外面世界崩塌的聲響了。國際市場虧損的金錢本身並不會出聲，但損失卻對當地造成了衝擊。大公司一間間倒下時，還伴隨著碎玻璃與金屬聲、從十五樓摔到人行道上的椅子，以及美國所有空調發出的嗡鳴：雷曼兄弟、AIG、美林證券、華盛頓互惠銀行，紛紛倒地。反之，媒體則像個高高揚升的巨大氦汽球，在談話中編造赤字，還有什麼比西方金融體系的崩潰更聳動嚇人？

在克拉珀姆區（Clapham）把艾維託給朋友後，我站在人行道上望著一台提款機，彷若那是一種威脅。我駐立良久，有人問我要不要用提款機，若不打算用，能否讓開一下。我的頭又昏又重，我好想倒在人行道上休息。我知道金錢解決不了我們的問題，卻不確定自己是否該把銀行的帳戶提領一空。

我把錢留在戶頭裡，美夢像討厭的河流般從身邊流過去了。我原以為我們會跟許多人一樣，永遠過著幸福快樂的日子，廝守終生。我們不會離婚，那是一定的，而且很久以後才會死掉：老去，病痛難免，但等到風燭殘年時，兩人才會先後離世，而且中間隔一段時間，讓活著的人能夠懷疑、觀望、哀悼、準備，等輪到自己時再走。

■ 死亡降臨你們家時，你們怎麼辦？

我們繼續照舊過活。

為什麼，是缺乏想像嗎？還是你們不肯面對？

不完全對；我們的「繼續照舊過活」加了括號。我的想法改變了生活的文法，現在進行式是單數的時態，「不確定」是我們的現在與未來。這不是抽象或深奧難解的語言學問題，而且還具有徹底轉換經驗的力量。**你還活著，這是你的人生**，變成了——**你還活著，這就是你的人生**。一旦明白了威脅的本質，我們的防禦便急速啟動，在數天之內擺好陣仗。外科醫師K先生也是，他指派腫瘤科B醫師給我們，還約了腦神經科H醫師的診。我們見過化療護士，幫湯姆試戴放射治療面具，我們等待療程的開始。

表面上我們看來一如往常，這就是放射奇跡的初期狀況——在平穩的日常生活與療程結束之間擺盪。「擺盪」算是言過其實了，因為兩種狀況間的差異，幾乎完全覺察不到。一心無法二用，卻非如此不可。我們命在垂危，卻被艾維逗得哈哈大笑，我們經常卸下防衛，又不斷重新拾起，捨與拾是不可分割的，它們是同樣的動作，這兩種狀態如此交融，轉換時根本看不出來。

萬物皆有消亡之時，此乃天定。可是對我們而言，死亡變得真切了。對宇宙的體悟僅限於個人，並非放諸四海皆準，宇宙也只對我們展現屬於我們的個別形貌，其餘一切執念都是虛妄。

但這其中有友誼與家庭的歡愉，且持續不輟。兩個月前該做的決定還是必須去做。**我們該吃什麼？今晚去哪兒？**我漆著我們的臥室，我不必急著決定，但要用什麼顏色呢？這份工作有始與終，輪廓非常清楚，這是一種反抗。我蹲在地板上漆壁腳板，把頭鑽到櫥口和碗櫃裡。地毯底端的壁腳板及牆壁連接處，沒有人會注意到的地方，有一條清楚直長的白漆，我很有經驗，且手很穩，最後牆壁被漆成青色或算是藍色吧，反正這兩種色調常說不清楚，不過我選了飽和的深色，能吸去所有射向我們的夕陽，以免刺傷視網膜。

要做的事總有一堆，現在又更多了。艾維日漸長大，身邊的事亦隨之增多：寶寶的東西、朋友、公園、各種遊戲。湯姆出院回來了，為家裡帶來一股生氣，艾維開心極了。我們見了許多朋友，大家都想過來看看湯姆是否還好好活著。我一再告訴大家，湯姆的腦子沒問題，他依然沒變。我很歡迎親友，可是親友來訪時，我真的緊繃到他們離開。我不參與談話，沒什麼想法，偶爾有些慧思，但心神恍惚，無法專注任何事，而且說話冒然又衝動，就像小孩子嘔吐一樣。

湯姆的開腦手術復原得很好，我們過了一段美好的時光，但十天後的一個早晨，他卻嚴重癲癇。現在回想，這似乎可以理解，但當時不知為何沒人警告我們可能會發生這種事。此事對我的打擊，比對他還嚴重，因為我目睹一切。雖然癲癇後他身心疲累，但湯姆還是恢復過來了，我卻沒有。我體悟到一件事，我們從這裡才要開始，我們就站在起點。

湯姆在最短的期間內恢復工作，他以不可置信的速度，重新固定寫作。他想測試自己的腦袋，看它能做什麼。他每週為報紙寫稿，工作與以往一樣複雜、積極而穩健。他將信手拈來的文字組成行文，變成他的語言、風格與韻律，寫出的成品即是證明。他寫得較慢，卻寫得意興昂揚。湯姆一向擅長寫作，有了壓力，更能發揮。

我的組織力沒那麼好，我是藝術家，但創作或思考創作，突然變得遙不可及，彷彿遭到沒收，被藏起來了。我不去工作室，不再明白工作室是幹什麼用的了。正常思考會是什麼樣子？思辯、比較、構思一個點子，是何情況？我辦不到。紛擾的思緒像在院子裡來回奔跑的狗，總是在同一片場域裡徒勞地打繞。

我無法想像沒有湯姆陪伴的情形，我努力想像未來，想像力卻一點一滴流失。我嘴巴發乾，毫無頭緒，我在腦海中預演，但我並不喜歡那粗略難過的情況，就像一頭被虐的動物，對新的束縛感到憂心。我不會假想湯姆沒生病，我很務實，那樣做是在浪費時間。

湯姆想被當成正常人。有何不可？他反對被疾病征服，反對在疾病扭曲的力量前稱臣，他想像自己將繼續過正常生活。湯姆喜歡糖與咖啡，喜歡美食，喜歡生活，希望按自己的意思過日子，做為成人就是應該這樣。當你如此行之多年，便會習以為常。大人習慣自己做決定，養成各種習慣。

意識形態出頭的方式之一，就是蠻橫地拒絕對佔上風的外力屈服。什麼才是更好的道路：是照自己的方式繼續做事，堅持故我與原有的習慣，還是去適應？若是直接衝入陌生領域去適應，又要適應哪裡？適應什麼？你可能會以不同的身份做決定，但是什麼身份？策略、飲食、信仰、書籍、流行趨勢和整個既存的環境，都會改變這個「決策的過程」。這是一種自發性的自我折磨，網路上對於健康的意見不一而足：贊成、反對、偏反對、不置可否、極反對，在你關心這些議題前，從未想過會有如此繁多的態度。我們覺得很無趣，並心存疑慮，但那是我們的方式。目前我們不考慮別的選擇，B醫師是我們新的腫瘤專家，她會告訴我們最新消息，醫師十分謹慎，僅依據證明，低聲認可維他命C的價值。NHS❹建議做均衡飲食，這項合理的建議從一九四五年以降就沒再更動過了。吃得好，一切適度即可。好吧，夠清楚了。所以我們便好好地吃飯，大口地吃飯。我們的架子上擺了一大桶高劑量維他命。

藥丸都是新的，我們的浴室櫃子裡有消炎藥、八百年前的止痛藥和兒童咳嗽藥、多年前的眼藥、消化錠、感冒退燒糖漿，許多藥品都已過期了。我們從不需要藥物，現在卻有了類固醇、抗癲癇劑和化療藥物帝盟多，所有的藥都在家服用。這些得立即服用的藥物令我們不知所措，我們不知該如何應付高劑量的藥品，第一天還因為太過緊張，把藥丸撒到地上。地板是艾維的地盤，他在地上爬行，吃吐司屑，抓灰塵搓揉成丸子。看到藥丸四散，我頭都快爆了，覺得眼睛發花。**我們全都會死**。我氣急敗壞地四處找藥，一一撿數。我以為我們把藥找齊了，結果幾分鐘後，有個東西隔著襪子陷入我腳底，那是一粒白色的類固醇。

你可有挺身迎向挑戰？

我挺得太高，連魂都出竅了。

我們發現，或者是我發現到，人無法恐懼太久。恐懼是巔峰，不是一片高地，藥物剛開始雖然令人震驚而戰戰兢兢，但感覺慢慢就淡了。其他一切都不重要：我們會平定下來。

可是房子只會倒下一次，接著塵埃便會落定。一輛火車即將撞上，後來也撞毀了。一道大浪掃來捲走一切，死屍漂浮其上，此刻就算你還活著，稍後說不定還是會死，這是很有可能的。但恐懼是尖頂，接下來必然有其他東西，是較輕的恐懼，或者是令人難以想像，更駭人的驚愕。我不知道浪巔過後，退潮的恐懼叫什麼，那不叫釋然或抒減，而是五味雜陳，既瞭解已發生的事，也明白往後可能會有的狀況。這是震驚加長期抗戰，再加上理解的紮實感受。

❹ NHS（National Health System），英國國民醫療保健服務系統。

爆炸發生後，你的意識若還清楚，一切便沒有停止。從爆炸到初次意會到殘餘及後續的狀態之間，有個轉變與間隔。你的身體、空氣、熟悉的形狀或氣味、雜音或無雜音，到底出了什麼事？為何跟之前不同了？無論緊接下來的時段叫退潮或叫什麼，都會拖曳出一道緩慢的長尾，留下未加整理的殘渣與碎片。只要身體還活著，這道長尾便可能繼續拖著。出事了，有新狀況了，而你是它的見證，這就是我的情形。

■ 為了與邪惡的放射治療奮戰，我們決定努力做到優質的陪伴，盡量減少麻煩，並避免每天搭牛步大眾交通到醫院。為了因應放射治療的排班表，我安排志願幫忙的朋友們開車，或從週一到週五陪伴湯姆，為期六週，安排的責任由我擔下，我無力招架癌症，但這件事跟幫忙湯姆減重一樣，可以讓我宣洩焦慮。我陪湯姆去做第一階段治療，過了很久，湯姆要求我把這段經驗記錄成影片時，又陪他去了一次。我們在抗癌的領域中，尋找我能不涉入的事。湯姆非抗癌不可，他並不介意，更驚人的是，他運用癌症，以奇特的方式將它概念化，從中找到互動方式。他覺得癌症像一種停頓，一個可以讓他安身的機會。

湯姆接受箝在他臉上的面具：克制地接納了。放射機器就像潛艇裡，那種倒接在天花板上的巨大炮塔一樣，對著目標優雅地旋繞著。這是一部非常精密的儀器，角度即一切。湯姆為我描述預備的儀式，躺下、準備、上綁、護士們退到遮屏後，以及他們在確認坐標時，彼此之間的談話。他們會放音樂，或者湯姆可以帶自己的音樂。湯姆帶了自己的音樂，他是個物件，被無助地固定住了，但仍可以自主。他在放射線下，思索當週要寫什麼、思考人生、死亡、我們、愛想什麼就想什麼。我約略能理解。我曾擔任過素描課的模特兒，年輕時也畫過多次模特兒：客觀的人體、自由的心靈、專注的眼神、線條的角度，這些全都得配合。由於我太在乎這個過程了，以至不想去看或靠近它，我們最好還是只有一個人來就好。

草擬時間表並不困難，一人使能搞定，而且又有許多志願者。我只要確定他們知道分派的時間及日期，並把醫院更動頻仍的時間表通知他們就行了。我不是沒別的事做，其他一切都是我的工作，但時程安排的意義重大，那是一種投資：在災難中建立秩序的形式。我不斷地研究時間表，感覺像完成了某件事。

時間表成了我的秘密鉅作，雖然別人不會知曉。我並未實際拿色筆去編碼，但在心中默想：紅色、綠色、紫紅、黃色與藍色，不同的顏色代表一週中不同的日子、當天的人員、抽血時間，或何時該見腫瘤科醫師，或每次治療時間的長短。我希望這樣能收效，而我所知的唯一辦法，就是孩子氣地計較細節。我是放射治療俱樂部的秘書兼出納，一絲不苟地執行自己的職務。我會認真挑剔每個細微之處，希望最後能有加乘效果。每次治療都將盡善盡美，時間表的格子裡將如同加法，一週又一週地填滿一排排數字，最後得出正確答案。

二〇〇八年十二月二十三日

親愛的朋友們：

祝大家耶誕快樂

湯姆的第一階段治療在一週前結束了，我們在一月中前，得以暫時歇息。目前他的狀況很好，副作用甚少，不會太糟。

謝謝你們的關切、來信、支持與陪伴。期待新年再見。

愛你們

我們六個人走在漢普斯特公園（Hampstead Heath），艾維很男子氣地自己走路跟上。他有七十公分高了，我們帶了推車，可是他累的時候，只是彎下腰，輕輕往冬日的草地上躺去。那天十分酷寒，天色黯藍。

還沒有人多說話，這有點像在慶祝，手術後已經三個月了，湯姆看起來氣色煥然，眼睛亮藍，髮色棕深，一根都沒掉的頭髮，像片漂亮的布簾滑落額上，輕易地覆住左側的傷疤。放射治療的光線從他身上散放出來，療程結束了，他的皮膚看起來總是那麼漂亮、年輕。艾維也興高采烈，他有很好的理由，我們跟著朋友來到戶外，他是這群大人中唯一的孩子，主導著所有人的注意力。我們穿越歲末乾刺的草地，採集樹枝和葉子給他，然後追著他，繞著一片有黑白相間樹皮、綠黃葉子的樺樹林奔跑。艾維很容易被逮住，因為包著尿布，有些僵硬，藍色的冬衣釦至領口，他一被抓便折起身子尖叫，像頭小豬，在空中踢著腿。

在轉向肯伍德（Kenwood）時，我們行經一片蹓狗人和狗兒聚會的樺樹林。一名婦人前面牽了五條狗：棕色、灰色、黑、白、斑紋，她遇到一位帶三條狗的男子：黑色、茶色及鼠灰，還有另一個帶兩條狗的男人：白色與花斑。狗兒和主人開心地聚在一塊兒，就像戶外的宗教復興運動聚會。他們開心地圍著圈子聊天，十條狗相互繞圈嗅著屁股，如果它們能夠喝采，一定會拍手叫好。

這一帶我很熟，五年前的夏天我在這裡拍了幾天片子，研究這個區域。我總是透過一系列特寫鏡頭表達自己的觀點，主要拍攝地貌邊緣：地緣的林叢、小徑、樹林、小丘、岩石，它們的輪廓，並以數位修成固定的，或漂流的島嶼等之類的圖案，不受標準長方鏡頭的侷限。我把天空修掉，僅留下大地及相接的樹林。我想到鐫版畫家比威克❺和他詳實的插畫，每張都在白紙上召喚出一個地方。在比威克的插畫裡，所有動植物都有明顯的輪廓，形狀框住了行動，那不是一時的景象，你無法走出來，沒有出口，沒有別處，沒有外部的東西，不能把角度移到右邊，或拉開鏡頭照出整體。圖形與背景同時創生，形成一種奇異的互惠。

我拍過我們追著艾維玩的樹林，拍過另一片山丘上的橡樹與酸橙樹，第三個畫面是繞過主要曲徑的彎處，看路拓遠。使用到的影片並不多，但附近有在鏡頭外的一條小路。拍完片

❺托馬斯．比威克（Thomas Bewick，一七五三～一八二八），英國鐫版畫家及自然史作者。

後我很少回來，當我認出每個場景時，我的眼睛又回到那些熟悉的邊緣、形狀與輪廓了。當時我就是看到這個，現在我並沒有做選擇，除了自己有限的視野外，我沒帶相機。我的眼中盡是家人與朋友，沒別處了。

艾維騎在湯姆肩上，累到沒法多走了。他張著嘴，喉中發出沙啞的歌聲，音還挺準的，O型嘴前飄著一團白氣。當湯姆開始沿土徑跑起來時，歌聲跟著變得模糊而震動，艾維發現後，邊唱邊哈哈大笑，湯姆跑得更快了，艾維的第一個音唱不下去了，從歌聲變成同一個音調的笑聲。艾維仰著頭，忍不住地咯咯歡笑。

■　近一月底時，艾維生病了，吐在地毯上。我不知該如何處理，只好把地毯捲起來扔到後台階外的花園。下午過去了，他把臉埋在沙發裡，用白色的屁股對著我。一隻紙薄的飛蛾從抱墊裡飛出來，我用手指將它捻死。這些蛾會吃我們的毛織品。外邊天空亮如金屬，樹林枝枯葉落。

跟艾維如此親近，小孩子說話向來令人驚喜。生病雖稍稍影響他的精神，卻令他講話變得更跳脫。**這是我的膝蓋**——他坐在地板上揉著膝蓋。他把玩具救護車放到果醬罐裡——**你看，我做了一瓶鴨酪乳**。接著他在桌上推著救護車——**嗶嗶——救護車到醫院接爸比囉**。今天因為生病的關係，母子倆閒晃著。所謂「照顧孩子」在修辭上並不叫閒晃，而稱為「工作」。我現在已經算專業母親了，但還是很難把我們現在的狀況歸類：是逃避、異想天開、縱容，還是玩耍？艾維躺在沙發上，把我的身體當成車子的長斤，我對他扔墊子，假裝睡著，讓他窩在我身邊，然後用鼻子繞著他的脖子聞，低聲說「我聞到松露囉」，把他逗得大樂。這些事對孩子有益，對我跟他都有好處，我若不這麼做，他和我的日子會更貧乏。閒晃對我來說並不陌生，但我以前並不知道自己的生活缺乏這項。我在生下艾維前，跟大家一樣過著各種緊急、重要、刺激、平凡、新奇或無聊的日子，從沒注意生活裡缺少這個。

艾維的樂天與創意十足令湯姆覺得不可思議，艾維有初生之犢不畏虎的氣勢，他逕自哼著歌在屋裡趴趴走，不喜歡我們加入。他咿咿呀呀編造出來的遊樂世界，是個充滿語言驚奇的宇宙。他可以在大白天裡像貓一樣地睡著，他用句子和片語探索周遭的事物——**噢！嗯，**

OK，**也許這樣，嗯——這能幹嘛**？他已經開始上托兒所了，他們稱他是「深奧的思考家」。艾維已經知道很多自己的事了，他的需要、他的權力、什麼能使他開心。他也很瞭解我們，知道我們在搪塞，對我們的虛偽感到驚詫，動不動就淚流滿面。他可以在傾刻間從沮喪轉成開心，我們倆都很訝異他竟會如此調皮。他對自己短暫的過去記得清清楚楚，一旦你明白他在講什麼後，他總是對的。小孩子會炫耀自己，炫耀他的知識，不斷吸收新知，再吸收更多的新知。他可以喋喋不休地說話；快速粗略，跳躍地把笑話、新的意義、困惑、聽錯的話串連起來，然後胡說一通。昨天艾維在公園裡發現一片像棒棒糖般整齊的矮叢，**如果那棵樹是巧郭力，我會把它吃掉**。

基本上我並沒有遭受別人所說的折磨、絕望、恐慌，但難免還是睡眠不足。我之前會失眠，現在仍是。我的夜晚是白日的負片，我現在嚴重失眠，艾維並不是真正的肇因，但剩下的理由又都很牽強。時間晃眼即過，艾維已不再是寶寶了，他的襁褓期感覺已被取消，冠上注解了，也許所有母親都這麼認為。關於艾維的事，我似乎很容易受騙，我的記憶是有選擇性的。

我忘記自己生艾維前曾兩度流產，那不是我故意去做的事。我不是在吹噓，但可見艾維抓得有多牢。我在格拉斯哥（Glasgow）時，決定去看一位多年不見的朋友，脆弱讓我變得冒進不安。我跟她聯絡，找她出來，艾維和我從市中心搭巴士，東轉西繞地來到市邊陲。朋友在約定的地點等我，雙手插在口袋裡，跟以前一樣。她有兩個瘦得像拉鍊的青春期孩子，我們坐下來聊了好幾個小時，朋友說她非常難受孕，並問，**妳呢？噢，沒問題**。我說，**反正就懷孕了**。一星期後，我突然想起這段對話，覺得十分震驚。好個天大的謊言！兩次流產，怎能說懷孕容易。我生孩子時都已經四十二歲了，不是沒受過苦，也不是自然就懷上了。可是跟她說話時，我一直看著艾維，心思都在他身上，這不僅是遺忘或壓抑，而是完全排除掉其他既存的事物。艾維將發生在他之前的事全刪除掉了，所有不曾生下的孩子都消失在他的陰影中，隱匿在他銀閃閃的倒映裡。有了艾維，現在總能戰勝過去。這對他非常有益。

■ 艾維把病傳給我了．免疫力大降的湯姆反而沒事。我復原到可以離開家的那天，碰上大雪紛飛，積雪深到整個倫敦都快當機了，每過一個小時，就有更多功能停擺。目前白雪佔了上風，有些地方還在奮戰，有些已經繳械投降了，市民紛紛走出家門。我怕好景不再，連忙把艾維從屋內搬到這片美好的靜謐裡。

在鮮少下雪的國度，積雪是人們的福賜。下午三點的公園裡擠滿了狂歡者，他們都在做同一件事，全然不在乎重複或落入俗套；大夥坐著托盤和超市的袋子，從坡上往下滑，彼此扔擲雪塊，將髒汙的雪滾成比自己還高的球，隨意亂擺，像棄置的拖車一樣。湯姆出門來跟我們會面，拿著拐杖小心翼翼地走著。他愛雪，不肯錯失良機。美麗的天光反射在我們臉上，令我們氣色極佳。

我們已做完放射治療，深入做化療了。湯姆累時，晚上七點就趴倒了，哄完艾維睡著後，我思索如何度過沒有老公陪伴的長夜。這時我若希望人陪，脾氣便會很火爆。天色四點鐘就轉黑了，我考慮幾個選項：1.開始踱步。2.喝酒。3.吃東西。4.看書。5.洗衣服。6.收拾玩具。7.保暖。8.打電話給別人。9.我們家沒電視，所以根本不考慮看。10.任何需要特別主動去做的事。結果1經常獲選。這場雪緩和了我的情緒，可是這個時間，我的脾氣會自動上來，如果艾維被逮著沒準時睡覺，我就會發飆。那是一個堅實的傷口，一丁點錯就會刺傷它，無預警地突然炸開，可是即使在我發火時，仍深感後悔。

我不斷告訴別人，**你們一定要瞭解，我們其實過得非常好**。我邊說邊解釋湯姆的一切及針對他的照護。我重複好多遍，尤其是剛開始的時候，雖然我知道那是實話，卻看得出他們並不相信。我可以從他們的眼神、頻頻點頭與喃喃回應中看出來。**你們這麼堅強真好，你們一定要正面以對**。一陣子後我便放棄了，但這件事仍持續困擾我，我老想找到一個能涵蓋這種矛盾生活的語言形式，可惜沒能成功，因為像「我們很幸福，因為我們完全可以擁有相反的心態，以平衡此刻慘狀，雖然在生病前，我們無法理解這是可能的」之類的話，在很多談話中都用不上。

他快死了，**我們**卻看似無關。有時我會說，**那又怎麼樣？**這跟否認不同，因為我們對彼此的瞭解並未改變，在這件事過去之前，也不會變，就像灑在皮膚上的噴霧，已附著在我們身上了。**他愛、被愛、愛過，將會被愛**。與心愛的人攜手長伴，多少會受到對方人格的影響，那是一種心理的擴充，是在不知不覺中透過事物的傳遞、移動、轉變與回饋，造成的驚喜模式，像思考般親近，如呼吸般規律，但你並不能清晰地感知它的極限，熟知自己的終始，以至對之渾然不覺。正是這種不知邊際何在，卻讓人悠遊自在的矛盾狀態，才能生出妙趣。

■ 有時我會打電話給別人……其實這句話並不真實，我不打電話，從來不打，甚至沒有打電話的習慣。別人得打給我，打電話這件事很詭異，談論我們的遭遇會使我們門戶大開，招來暗箭。我不能容許這種事太常發生，而且必須拿捏這類談話對我的影響。

在做好一堆心理準備，掙扎著**該不該去**，脫脫穿穿地仔細挑選衣裝後，我跑去藝廊看藝術家麗茲·雅諾德❻的展覽了。一進藝廊，便受到畫作風格的衝擊，那是一個內在世界，有許多塗著冰淇淋顏色的小幅畫布：草莓色、黑色、綠松色及翠綠，灑著銀色與金色的細塵，霓虹色的高調重點，還有飄渺的圖紋。畫裡的世界顯然就是倫敦，以及性格與我們相似的人們——奇怪而脆弱，動不動便生氣不安。只不過它們是螞蟻、小昆蟲、害羞的蜂或長著細腿薄翼的華麗生物罷了。她的畫作慧黠喧嘩，有著艾列克・凱茲❼平板空虛的調調，卻又夾著迪斯可的歡鬧稚拙，看起來既熟悉又古怪。

藝廊裡擠滿了人，我從不認識畫家，但她相當受歡迎，經常找不到人，大夥都是臨時跑來的。大家相互寒暄，開心又興奮地觀賞她展出的特異宇宙。懂得這些畫作的都是一小撮人，其中很多我認識，如果他們認識我，就也認識湯姆，而且將會知道我們出了什麼事。

我實在不該出來，我原可避掉這個大錯，現在卻必須收拾各種後果，情況太多了。我可以悄悄貼近老友們，擁抱一下，或從他們身邊溜過，但我該怎麼面對其他點頭之交、專業人士、半生不熟，及應該認識的人？我該說些什麼？我努力看畫，可是從我一進藝廊，我的頭就像會發光似的，裡面有顆燈炮被點上了，我發著光，極易被人瞧見。新聞就是新聞，消息越壞，越避不掉。我不再只是我自己，不再是一個人、賞畫人士、藝術家、同事，或某人的朋友等等之類的，我就是那個老公……**噢，她就在那兒，就是她，是的，我聽說了，天啊，**

---

❻麗茲・雅諾德（Liz Arnold，一九六四～二〇〇一），英國畫家。

❼艾列克・凱茲（Alex Katz，一九二七～），美國當代畫家，擅長人物畫。

沒錯，而且他們還有個小孩。

我在畫廊沒待多久，便有人朝我直直走來。我可以看到她一邊擠過人群，一邊動嘴發問，都是我知道的標準問題，卻比以往更難回答。她人都還沒到，我就已經開始掙扎了。我發亮的頭骨因慌亂而閃閃滅滅。另一個人抱持相同目的，從右側朝我逼近，他們彼此並不認識，但都一樣熱心地想來支持我。我是不是該為他們引介？他們希望聽到事實：資訊、細節、預後判斷；這兩位都知道有同事、朋友或不認識的人，曾克服這種或那種腫瘤的經驗。他們瞪大眼睛努力表示支持，我被兩面夾擊，困在他們的圍攻裡。我拿著酒杯，站在一堆人形的昆蟲畫作中間，被可怕的人類口器吞噬。我盡量苦撐，但真的只擋了幾分鐘，根本不算久，在話語間，我的腳鎖定穿越人群到門口最直的那條動線，然後憑本能而非視線地衝出去。我邊跑邊淚流滿面地飲泣。

這情形在不同情境、人群、地點裡上演過許多回，有時我在崩潰前還勉強玩了一會兒，有時完全沒辦法。後來徹底防範出事的唯一方法，就是待在家裡，或限縮我所接觸的人。不過我們仍繼續冒險：像霧裡的燈柱般，堅持接觸各種人與事物。我們似乎非如此不可，我們住在實質的世界裡，要去的地方，要見的人很多，但還是有限。這是好事，若相反的話便麻煩了。我們以前喜歡的空間與人，現在也必須保留。

倘若我們是靈魂，我們會將災難當成飛掠的機會，藉機變幻形狀，化作空氣或飛向樹林。也許我們會從水轉成木頭，或由木頭變成風。實體像晦暗的壓力，像一種追悔，令我頭痛。我在人際上近乎自閉，湯姆則好多了，艾維是我們的大使，是最厲害的。身為血肉之軀，我們做線性而水平的移動，並因應環境而無可避免地有著固定模式。我們受到邀請，離開家，走到車站，搭乘電扶梯，坐上地鐵，爬樓梯，以賓客的身份踏入世間。

但湯姆的情況特殊，基本上我是報導事件的記者，我們兩人都知道最糟的事並未真正發生在我身上，但這樣反使我的處境變得更危險。我是半個局外的旁觀者、解說員，毫無設防。湯姆則握有利劍、強大的盾牌，和重病的戒護。

■ 由於悲慟難當，我試著去做諮詢。湯姆已生病九個月了，我拒絕往前進，不希望發生將要發生的事。未來不是我的，也不是艾維的，未來在跟我們唱反調。

第一次的心理諮詢由健保NHS埋單，醫院就在泰晤士河邊擴建的綜合大樓裡。那是個連棟建築，任一棟樓都依附在之前蓋成的樓邊，就像接二連三仿繪的手畫線條一樣，很快就偏離掉，再也不像原本的線條了。我依照指示來到主大樓旁，一棟增建大樓屋頂的臨時建物。這裡是心理諮詢部門，從地面上看來，像小孩黏在其他箱子搭成的壘堡頂端的小盒子：一個臨時搭湊，後來卻拆不掉的前哨。我沿路順著標示，走過一連串越來越暗的走廊，途中繞行好幾分鐘，看到一堆標示，然後才抵達在醫院文化中地位甚低，靠談話治療的部門。那段長路，以及到達後在候診室裡的經驗，委實令人喪氣。根本不值得一去，以免又經歷一遍。我只去治療過兩回。

我真希望有人，任何人——任何受薪做這件事的人——能真的直接告訴我該怎麼做。**想帶什麼就帶過來**。心理醫師安坐在椅子上，同情地看著我。她眼神泛光，我可以看到映在她眼白上的自己和房間的窗戶。醫師很被動，我還沒開口，就被打敗了。

我有很多擅長同情的朋友，但我需要的是策略。我需要戰術：需要一位懂得死亡議題的經理、教練、訓練員。畢竟，垂死並非一種未知，對所有關心這件議題的人，是很平常且有許多事可以去做的：關於孩子對死亡的理解、壓力造成的深度疲累、疾病對注意力的破壞、金錢的支援、憤怒的處理、家人、鬱積的情緒、自我認同、愛、社會及所有因整件事而衍生出來的林林總總。

我把自己的議題寫到一張紙上，內容如下：

1. 死亡前的悲慟問題
2. 被困在當下
3. 不確定的本質
4. 其他人

第二次看診是在幾個月後，一位朋友推薦一間專門處理癌症患者與家庭的機構。該機構的裝飾十分時髦，有紫實、溫暖、沉穩的深綠與水藍。一小批受過訓練的諮詢師，在這間專事心理諮商的機構裡，領取不高的薪資，他們必須將大部份時間拿去進行募款，而非與客戶談話。這邊的治療費用不貴，因為獲得許多補助。

我的幾項議題沒變，但這次是很實際且策略性地去談——我的狀況如下，發生重大事件，情況緊急，全員出動。諮商時我幾乎都在哭，但在停止哭泣的空檔裡會開始說話，道出一個片段，然後我倆便試圖做側面瞭解，這樣慢慢地一週一週後，或許能推演出整幅樣貌。我從沒這樣哭到筋疲力盡過，這種哭法對身體相當粗暴，就像被痛毆過：震驚、虛脫、困惑，諮商的過程像耳鳴般在我腦中迴盪不去，數日才能慢慢消退。

我非常震驚，因為淚水只是一種初徵。我正在接近一座冰山，淚水是聲納，讓我隱約瞭解到冰山底下隱藏了什麼：未來還會遇到堅實巨大的浮冰，這些才只是初期。

適應是一種咀咒，也是一種福賜，我逐漸明白，處在混亂的核心，我幾乎看不清任何事，我習慣性地困在腎上腺素激增後的結果裡。湯姆已做化療數個月了，他睡得像服過藥的人，但一醒時便工作，他的工作效率變慢了，但頭腦仍非常明晰，表現完全正常，不多也不少。全家覆蓋著一股疲憊感，我們總在一次次的掃描間奔馳，一次才完，又來一次。我們熬過每三個月一期的治療，期間小型的癲癇像外頭扔來的炸彈般爆在我們身上。艾維變得更大膽粗野了。

這些療程每週給我一個平台，讓我從上觀照自己匆忙的生活。天啊，簡直像瘋人院！太誇張了，要拯救每個人，太難以承受了！這一定得停止。

■腫瘤科B醫師很有意思，我在一、兩期的治療後才慢慢習慣她，一開始我覺得她的眼神太過戒慎，但這是在我瞭解有何威脅之前的感覺。很高興治療我們的人是B醫師，要找醫生，就該找這種人。她是既成的事實：我們得了癌症，她是治癌醫師。巧的是，湯姆十年前透過一起合租公寓的朋友認識她。她這十年來在專業上磨得精透，湯姆也是，兩人會在這種場合重逢，似乎不足為奇，還蠻恰當的。人脈是件好事。

一開始便可省去繁文縟節。**你們會想找別人嗎？**院方問，彷彿醫病關係應妥善封緊，把生病的世界真空包裝起來，沒有一絲滲漏。我們正越過冥河，大大小小的癌症到處可見，但醫病間神聖不可侵的關係仍被牢牢固守。我們發現癌症問題很難處理，因為我們對癌症的態度如此隱晦，使癌症成了自己的裹屍布。**不會**，湯姆答說，他是對的。他知道B醫師會立即為他想辦法處理，有時除了腫瘤和生病的問題外，還有別的事可談，總會有其他事情可以討論的。

從破曉到黃昏的現實生活中，我們雖不常提生病的事，卻都放在心上。湯姆說他一直在想，雖然你永遠看不出來。通常我在思及艾維時，癌症就像坐在由近而遠的曲線上，隨時會暫時落到地平線下。我們與腫瘤科醫生的關係很好，對她十分感恩。她對我們格外通融，不知她對其他病人是否也一樣，但我們有她的手機號碼，在手術第十天後那個明麗的早晨，當我發現湯姆講不出話，四肢不住顫抖時，醫師直接應答電話。B醫師會很快回覆電郵，跟她談話，不像跟其他醫師對談。這種不同於友誼，在突發時能便利使用到的切實關係，令人寬心不少。

在醫院地下室，癌症與化療共存的冷漠空間裡，她合身的衣服和套裝透著低調的奢華，她就是我要尋找的對象。醫生像遊艇般地滑進入視線裡，我總會注意她的打扮，並因此心情轉好。她喜歡穿圓裙、緊身腰帶和不對稱裁剪的外衣。且不論二十一世紀的裁工，這是很新潮的打扮。醫生穿高跟鞋，在問診期間，我總會有盯著地板的時候，因此便看著她戲劇效果十足的鞋子。

其他地下室的員工則穿藍色加腰帶的洋裝，或寬大的白色束腰外衣及長褲，大家全穿卡駱馳（Crocs）的鞋。他們的體型可以輕易地畫出來，並用蠟筆在輪廓線裡塗色，但B醫師的身形總是像剛用鉛筆描繪出來的那樣鮮銳。她的工作時間難以捉摸，有時深夜會打電話來。從背景的鬧聲判斷，她是從各種地方打來的：計程車上、井梯間、辦公室、街上、車站、趕赴會議的途中。

B醫師告訴我們各種消息，雖有好消息，但大多是壞的。她的語氣飽含暗示，說與未說的話，都可細細分析出差異。B醫師能在腦中想像癌症可能的走勢，但也見過多次不按時程演進的實例。一開始會有許多彼此相應的線條，有些始料未及地不適用，斷掉，岔開了。那些綿長緩慢的線條，則在其他線條紛紛消斷時，持續進行，那是一條可能發生的曲線，醫師知道不能一次把話說盡。

看診時我們的談話很簡要，她得爭取時間幫許多患者看病，不過我們並不特別感受到時間的壓力：因為她效率奇高。這件事很重要，你們一定得做對。不過我們能惹她大笑，尤其是湯姆。身為第三方，我發現醫生與患者在某種程度上，會為彼此帶來驚奇。她很訝異湯姆看待疾病的方式，在病症惡化時仍不亢不卑，而她對病況的戒慎則亦令湯姆折服。湯姆在診間裡描述自己的狀況，就跟第一次一樣地感到不可思議，他把自己每項新的冒險告訴醫師，兩人都從中找到樂趣。她瞪大眼睛笑著看我們，然後再次瞇起眼，低頭參考自己的筆記。

■ 我渴望一種回應，這件事像疹子般地困擾我，彷如全身發癢，需要解癢。我想獲取公眾的回應，以下是我的點子，看了就知道有多麼的不合時宜。我想做一套戲服，只要我們兩人都還活著，就天天穿著。穿上戲服，人家就會認為我跟湯姆是一國的，並聯想到他的癌症。我沒生病，沒發瘋，我沒有孟喬森症候群❽，我是一名目擊證人。目擊者能做什麼？

至於服裝的設計，我希望是西方及遠東的前衛藝術，前東德或包浩斯學校的羅欽可、馬列維奇、舒林瑪❾等風格。我們去看荷蘭人杜斯柏格❿的展覽，很欣賞他什麼都設計的獨創性：瓷磚、褲子、流線形的凳子及用原色設計的學校和社會住宅，一切都非常實用，具有荷蘭的陽光風格。我在阿姆斯特丹住過四年，他們說，更好的設計能帶來更好的公眾生活，更好的公眾生活，造就更好的生活品質。我想像的是一件黑色及淡棕色的厚實套裝，或茄紫色和檸檬綠，加上倫敦交通圖案的制服。這個被憤怒激發出來的想法持續了好幾個星期，我才不要慎重地別條絲帶，或穿件年輕人的酷T。我想做一件醒目的套裝，一副像盔甲的怪異甲殼，感覺被包覆，無法辨認。為什麼不想被認出瞧見？因為我的點子不適合做為引發公眾意識的服裝，那會讓別人以為我是個麻煩，一個癌症女遊民。湯姆雖然覺得這點子很荒唐，卻可以理解。的確很荒唐，問題雖然出在細胞，卻令人無能為力。

一位得知我們家情形的父親，朝遊戲區裡的我走過來。我對遊戲區的痛恨，跟艾維對它

---

❽孟喬森症候群（Münchausen），心理學名詞。患者會偽裝或製造自身的疾病，以贏得同情照顧或控制他人。

❾包浩斯（Bauhaus）為德國的藝術及建築學校，發展設計教育。羅欽可（Alexancer Rodchenko，一八九一～一九五六）、馬列維奇（Kasimier Severinovich Malevich，一八七八～一九三五）、舒林瑪（Oskar Schlemmer，一八八八～一九四三）皆曾任教於該校。

❿杜斯柏格（Theo Van Doesburg，一八八三～一九三一），荷蘭畫家、設計師、建築師。

的喜愛一樣深。這地方實在該好好整修：柏油路面凹凸不平、塗漆剝落、欄杆老舊、地面過硬。這地方十分簡陋，讓人無法放心。這個好心的爸爸表示願意隨時幫忙，他搖頭告訴我說，獲悉我們的問題後，他跟妻子便開始正視財務問題。

我趴在彈簧馬上，看著沙坑裡的艾維像做生意似地跟人交換挖鏟。這個姿勢弄得我動彈不得，我挪不了臀部，雙腿蜷在下方，把自己變成一個諷喻性的人物，一幅寓意畫，一個別人眼中的象徵符號。法國雕版畫家拉梅桑[11]曾創作一系列百業人士的印畫，把工匠們的謀生工具，奇形怪狀地堆疊在他們身上：屠夫、製帽師、刀剪磨匠、全都像掛在身上的活動看板一樣呆板。拉梅桑藉用「死亡之舞」[12]的說法，諷稱為《工作之舞》。我應該去當「霉運測量員」，我可以穿上受害者的錦緞、衰神的長衣、掃把星的粗服。然後在街上，在遊戲區裡，被人當成標竿，當成一個活生生的死亡率證明，讓別人能得到一些看法。人家說，孩子會讓人將目光放遠，死亡也是，至於這兩者之外呢？大家根本不在乎有什麼看法。

我雖滿腔煩憂，卻知道煩惱無用。我的戲服顯然僅是最膚淺的表態，我很可能會做些改變，但目的不是為了與湯姆融為一體，相反的，這服裝僅能將目光從湯姆和他的病痛上，轉移到我身上。我不會搞出一套恐怖又瘋狂的衣服——卻一樣驚人——但要能讓我得到同情與關注。我，我，我也是，這套服裝要說的就是這個。我也知道一些能喚起公眾回應或意識的正規管道，如馬拉松或社區募款，讓大家注意到我們的情形，但我就是不想要。醫療令人異想天開，打扮的念頭虎頭蛇尾地消風了，我已沒了勁，死亡率讓我變得保守，戲服終究沒製成。

⓫尼古拉・拉梅桑（Nicolas de Larmessin，一六八四～一七五五），法國畫家。
⓬死亡之舞（The Dance of Death），中世紀後期對死亡世界的寓言。

二〇〇九年六月六日

親愛的朋友們：

十二月寄出信後，我們已有一陣子沒發信了。這幾個月似乎過得很快，湯姆即將做最後一週化療，然後這一輪的療程就算結束了，之後我們會做掃描，再之後就不確定了。

目前為止，他一直都覺得不錯，工作照常，但生病已有一段長時間了，對我們各別產生了不同的影響。瑪莉安一直承受極大壓力，湯姆在某些方面還好，艾維顯然完全不緊張，繼續長大。再次感謝大家的體貼、留言、支持與陪伴，期望聽到各位的消息。

愛你們

我們家活動不多，從外面看不出什麼，因為簾子都拉上了。治療是我們生活的另一份日曆，湯姆在家服用化療藥物已經五天了，就像紊亂的經期，接下來的二十八天要慢慢停藥。他適應得還不錯，目前副作用還很少，主要問題是想睡但不易入眠。當艾維一大早跑進來，還沒用頭磨蹭我的頭上時，我已粗魯地將他趕下床，吼著要他**走開**了。

我原本還在餵母奶。艾維在我們眼前長大，有天晚上，他只喝了一小口奶，然後注意力被別的事情引走——一小卷銀紙、一只玩具車，或梯上的鬧聲——之後就結束了，孩子再也不吃母奶了。

除了湯姆去醫院拿藥、驗血、看B醫師之外，我們一切正常。湯姆繼續工作，我也盡量，我們跟朋友來往、看電影、去畫廊、出城玩，可是我們會謹慎安排，十分小心。

這是白天的情形，夜裡是另一碼事。湯姆的臥姿非常疼痛，睡時反而會將他弄醒，失眠瀰漫整個家裡。他的身體無法協調，想翻身時，只能像被綑在袋子裡的人一樣，一而再，再而三地重重翻騰，把床震得碰碰作響，我就醒了。我好像一直都醒著，雖然這不可能是真的，否則我早掛了。我們就像被困沙灘，筋疲力竭，揮著鰭兒的鯨豚類。我們試過分開睡，但沒有用，反正我們希望能在一起，一定可以想出辦法。

湯姆生病前，大家都取笑我是最不稱職的護士，此事依然未變，我覺得當護士很難。湯姆已吃了六個月的類固醇了，目的是抑制發炎、減低腫瘤四周的腦部腫脹。他的劑量目前還低，每天一毫克，但類固醇只能防一時，時間久了，會影響身體，讓身體疲累，並削弱肌肉。當你像他現在這樣減低藥量時，人會變得虛弱，得重新訓練肌肉。

湯姆的動作數週以來都有困難，疼痛到處跑位，停駐在最奇怪的地方，在尖瓣上、手掌外側或小腿肚。疼痛也會不規則地襲擊雙肩、大腿、膝蓋，令人防不勝防。他沒辦法運動，而且在這種極端的狀況下，一直都無法運動。

另一個不斷的抱怨是無聊，這是想當然爾，但只是小抱怨，他的意思不是**我被腫瘤折磨得好痛**，若是那樣，我會殘酷地不予回應。湯姆想表達的是，**各種不會立即致命的原因加總起來，害我全身隨時在痛**。雖然頗大而無當，卻是我們的寫照，我只能偶爾表示同情。我不夠有同理心，因為我太累太忙，身心上都拉不動他，夜晚是漫長的耐力賽。

不過沒有什麼是不能忍受的，我們發現所有事都能適應，至少所有事都能試過一遍。我們會依照難能可貴，睡了半飽的一夜，來推測該如何好眠。**為什麼那樣能睡得著？也許我們應該這樣試試？那樣有好一點嗎？**時間如此頑皮，我根本追不上，兩晚便算得上永恆了。我們不斷同時忍受一切，好事包藏在壞事裡，壞事蘊含在好事中。告訴你吧，我能做的都做了，簡直是個聖人。聖人真不是人幹的，像覆在身上的胎膜般畸形。我們進入了聖經的時代，進入了中世紀，時代比想像中更古老。

■ 我們背對著斜坡，站在布洛克威公園（Brockwell）裡。早晨我們拉開窗簾時，天空的顏色每次都一樣。我不知道該拿這件事怎麼辦，這有點惱人，但天色就是這麼的晴朗。同一片藍，逼迫我們趁著天晴，展開一大該做的事。有了孩子後，你會陷入各種活動的模式，在一日結束時，讓你覺得一成不變中，帶了些差異——同樣的場景，但稍稍不同的孩子。他的世界日益擴增，馬不停蹄，局部局部地被迫拓展，且難以辨別。

離湯姆和家裡近些是最方便的，所以我們常往公園跑。坐在山丘上，可看到　部份的倫敦，我雖熟知這片景緻，卻仍覺得有些神秘。幾個錯落的重要地標打亂了天際線，在規矩的景緻中看來顯得有點蠢拙——或許只有從北邊看去才顯得規矩吧。各個建物在幾英里外堆疊著互爭高低，夏德塔、小黃瓜⑬、聖喬治碼頭、倫敦眼，簡直像一幅拼貼畫。

公園有許多功能，對艾維來說，那是接近小狗、泥土、陌生人，及逃跑的地方。對湯姆而言，公園是他停止化療後增強體魄之處。在舒緩的丘坡走上走下，有助伸展他大腿的肌肉，柔軟他的雙腿，讓腦子活絡起來。他對此地熟悉到可以睡著走了，我們總是跑來這裡，現在則是必須要來，每次湯姆提議散步，我從不拒絕。

我們以各種組合形式來到公園——湯姆獨自帶書、我們三人前後過來、湯姆和一位友人、我和他親密伴行、我們一大群人在山坡上玩鬧。艾維跟某條狗每週都會碰一次面，他們合力把排水管裡的葉子挖出來、扔扔棍子玩。不過有一種組合已經結束了，艾維不會再跟湯姆一起到公園了，我們無法承擔風險，讓湯姆跟艾維單獨待在空曠的公園裡，怕萬一癲癇發作。有一陣子我們曾那樣做，但現在不會了。這是生病帶來的，無法預見的次要副作用，對我們的活動影響甚廣。

我們任何天候都來，但目前只有一種天氣，且越來越晴藍。天上交叉的飛機拖痕標示出我們的位置，**他們在這裡！這裡！**我們常帶著午餐或晚餐出遊：煮扁豆、米飯、雞肉綠咖哩和比頭還大的印度脆餅，艾維會自己撕著吃。我們吃炸豆丸加鷹嘴豆泥和皮塔餅，或不帶食物，只帶一瓶汽泡酒，把瓶子放到我們中間的火堆邊，讓瓶底安置在泥地裡。

最近我總在尋找能停靠眼神的地方，尋找某個中性，可以忍受，不會傷心的景象。倘若我能將眼睛閉上一個月，我一定會的，可是因為我太熟悉這座公園，太習慣有湯姆的陪伴，如今看到公園，反令我異常痛心。這裡印記了我們過去的遊蹤，那甚至連散步都說不上：我們到公園後，靜靜站著，輪換動作地繞行。兩人攜手隨興地漫步是很棒的，這裡是長久以來，我們測試彼此界線的地方，是我們添增新構思之處，也就是說，這裡的每吋土地，都融合了未來。如今造訪我這座習以為常，充滿回憶的公園，便會瞥見未來的生死相隔。這是一幅模糊發白的遠景，彷彿有條細線，漫無目標地投向前方，拉出一道曚曨虛無的線繩。未來

⓭小黃瓜（Gherkin），正式名稱為瑞士再保險公司大樓。

不會再有踏青了。

死亡不像戀愛，沒有所謂好聚好散，死亡說走就走。未來我會在沒有湯姆陪伴的情形下體驗此處，我在公園地面看到了這些。蜿蜒而上，接連房子的小徑，房屋左右兩邊向下斜去的地面。河流般的草地上印著板球網子的痕跡。我們時常經過的長椅。突立在地平線上，賽謬．潘莫⓮畫作中的尖頂，那個方向我們從不會走過去。當我仔細看時，我又看到了這些：湯姆替他眼睛遮光的帽子，艾維掉在小徑上的夾克。嬰兒車的罩蓋上沾了許多樹枝和葉子。再更仔細去看：湯姆拉住我的手，牽著艾維的小手，當父子倆人走到我前方時，被太陽映成一大一小的剪影。

艾維喜歡坐在可以看到迷你鐵道的地方，夏日週末，工作人員會把火車放到汽車車頂的架子上，從郊區運過來。週間，孩子們則在空盪的鐵軌上來回奔跑，小男孩忍不住要從一端走到另一端，跟坐火車時一樣，玩得不亦樂乎。直到五歲左右，他們的腳都還拿捏不準，在枕木上或跌或晃，掉下來再站穩。艾維喜歡觸摸緩衝器，他會跳來跳去，發出鐵路貨車倒退時的聲響。

在豔陽高照的這幾個星期裡，我對不治之症錯綜複雜的辯證，已多出許多瞭解，也深受打擊。**你將失去你所愛**。所有關於癌症的資料被扔在一塊兒，沒有分類歸檔，像未加註年份的紙卡一樣，亂插一氣，而且已累積到數千張了。我不知道有誰會來查看這份檔案，也不知道它的極限在哪兒。在公園頂端的斜坡背面，我們頭頂上的天空如《最美時禱書》⑮中畫的一樣，絕美地往上升揚，顏色與聖母的藍披風相搭。我們活在前後相連的脈絡裡，僅看得到能力所及之處，並量力去思索。天空只看得見藍，但我們知道，視野外的天空邊陲，將由藍轉暗，由暗轉黑，遠離大氣層與地心引力。那裡有我之前不曾理解的事物，我以為對痛苦的吸收是有限的，以為痛苦會有窮盡終止的時候。

---

⑭賽謬．潘莫（Samuel Palmer，一八〇五～一八八一），英國地景畫家。

⑮《最美時禱書》（Les Très Riches Heures），十五世紀時，由法國貝里伯爵贊助，林堡兄弟繪製的月曆圖，被視為哥德式風格最傑出的作品。

二〇〇九年七月十七日

親愛的朋友們：

湯姆上星期做了掃描，昨天我們拿到結果，據說是「天大的好消息」，因為一月分的最後一次掃描，腦部的感染區縮小了，且目前沒有惡化跡象。

這很令人振奮，因為我們沒預料到會有如此明確的結果，但治療仍在進行中，三個月後還會做另一次掃描。

再次感謝各位的體恤、來信、支持與陪伴，期待收到你們的消息。

愛你們

夏天漸次成形，變成了法國的模樣。這算異常了，因為我從不曾像英國人那樣跑去法國度假，但今年夏季我們去了兩回。湯姆康復得不錯，我們三人像十九世紀的人那樣，離開家到別處呼吸新鮮空氣，感覺對大夥都有好處。我們從壞孢子遷到有好孢子的地方，從沼氣搬到乾爽的空氣裡。湯姆最後一次掃描結果**非常好**。迄今為止，我們只聽過**好**與**壞**兩種標準描述，不是好就是壞，從沒別的說法，所以聽到**非常好**，令我們士氣大振，彷彿拉了彩炮、放煙火秀、從天堂下了一場閃亮亮的雨。若是模糊難辨的掃描便不能算數，等於零，或等於根本沒做過MRI（核磁共振）。結果若只是**好**的，我們當然不會做改變，但**非常好**表示我們可以去度假了，我巴不得能拋開戒慎，好好去度個假。

由於我們不去規劃假期，所以往往無假可度。我的二十年華在樂團演奏，樂團在歐美四處巡迴，令我對觀光旅遊無感。旅遊是工作的副產品，我們總是到各地見不同的人，人們邀我們過去，看我們表演。像這樣未受邀請地跑到一個地方旅遊，感覺好怪，就像假裝自己暫時住在別的地方。幹嘛那麼做？湯姆對旅遊從不感興趣，他需要的東西就在腦袋裡、手邊、在我們身上。

七月分：我們住在布列塔尼一間面對海灘的木屋裡。三個世代前，屋子建在沙地上，後來蓋了條路把往村裡四散的木屋串連起來。再後來為了應付越來越多的觀光客，道路拓寬了，接著蓋起停車場。現在角落的停車場上，停了一堆銀色黑色的車子，擋去更多視野，前保險桿貼著海洋。當汽車變得越來越高，越來越重：廂型車、拖車、休旅車、行船工具等，視野也變得愈發雜亂。直至夜晚降臨，所有一切全又突然撤離時，我們才能清靜地坐在階梯上，面對朦朧的夕陽。

夜色美好寶藍，我們沿途散步，遠處是串成長帶的燈火。小鎮有間乾淨現代的活動中心，飄著焦糖、奶油杏仁糖和太妃糖的香氣。屋子是朋友姻親家的，朋友固定到此處休閒已行之多年：吃美食、游泳、看點書，聊聊天。能參與別人的生活，當個客人，真是美好。我們家被他們家暫時收留，對方對我們要求甚低，甚至幾乎沒有要求。湯姆需要化療後的沉睡。

在觀光客的車子抵達之前，艾維和我一大早便跑到海灘上，兩人從六點鐘艾維醒來，到九點鐘大家起床的時間裡，一起獨處。我會隨身帶上一杯咖啡，咖啡因隨著海面上躍起的天光，在我腦海中發出銅鑼般的鳴響。我瞇著眼，空氣晴亮，沙灘燦然生著珠光，大部份早晨我們都會遇到兩個人，一個打太極的男子，拿著棍子在沙上緩緩地畫出陰陽圖，還有一名渾身溼透的胖女人，她跟她的狗一起游泳，沙灘其他地方則空無一人。艾維和我是發光體，我們彼此追逐，不再膽怯。他亮如黃金，看著體溫般的水在他腳趾上進進出出地流動，他什麼都沒說，卻憑藉感覺去體會潮汐、重力、星球與月亮。

木屋的問題在於木頭會受到鹽和沙子侵蝕，夏乾冬溼，年復一年的熱脹冷縮，屋子可能一季便會變大一整呎和好幾英吋，地板裂出樹節般的大洞，板條、樓梯、椅子的扶手和古老的書架，全都被磨得十分光滑。艾維玩著三十年前的積木，上面的漆色已磨成不明所以的罕見色調了。屋中所有顏色都褪了，艾維的塑膠桶和海灘浴巾有如俗豔的進口品。

我在沙灘上，回首對屋子照了張照片。此刻的天氣很英國，飄著灰底的雲朵。艾維穿著藍襯衫和遮陽帽，光著屁股往左爬，打算把小卡車推過沙地，不遇阻礙絕不停手。海灘背景是懶洋洋躺臥的法國人，照片中央，與鏡頭平行躺臥的湯姆睡著了。每一小時的睡眠，都能解緩帝盟多對他造成的影響。睡眠對他來說是最有益的，卻帶來我的寂寞，我好希望他也在這兒。他全身素黑側躺著，單肩撐住重量，雙臂緊緊交疊。相片中，沙子和他沒有支撐的頭顱間，有道明顯的兩英吋間隙，堪稱奇蹟。湯姆是個苦行僧，這張相片就是證明。

八月分：我們住在洛特及洛特—加龍省（Lot-et-Garonne）邊區，老林深處的一間石屋裡。屋中有道長四十英呎、寬八英呎的長廊，大到進門後用跑的，都還能耗上一陣子。廚房背對客廳，長廊兩側有兩兩相對的房間。房子底下有間與屋子等長的地窖，裝滿了度假屋的各種工具：割草機、鍬鑼、保齡球瓶、長柄鐮刀。天氣太熱，沒辦法從事太多活動。日正當中時，我們每天都放下百葉窗，屋子便會涼爽下來。湯姆、艾維和我先搭火車下來，因為我們無法開車，朋友們會隨後跟上。那火車站感覺像個鳥不生蛋的地方，事實上卻是個大鎮，我們等當地咖啡館的老板得空幫我們叫計程車。那是個週六夜，什麼都不趕，於是我幫艾維買牛奶，為我們買了酒，讓艾維在椅子間玩耍，我們則坐在酒吧裡等待。我們看起來像一個來度假的正常家庭。

房子位於白屈爾希區（Quercy Blanc），林木多為橡樹，該區因此得名，還有楓樹、岑樹和山楂根植於石灰石上。計程車攀進幾乎密不透風的林地裡，快要到時，車子離開路面，顛簸地駛入一道密林側立的小路上。司機開始哈哈大笑，**到底在什麼鬼地方啊？只有英國佬才會千方百計地把自己藏起來**，他說。**英國人總喜歡把自己當成這裡唯一的人，看看那邊那些房子吧**，他大聲揮手說；**法國人都在林子外，一個緊跟著一個，還把鼻子探到鄰家的池子裡呢，英國人卻像隱士似地深入老林內，太不合群啦！**

我們抵達當晚，房子周圍三邊的田地裡剛好長滿玉米，九英呎高的玉米田像片有生命的穀簾，圍住了房子。艾維上床後，我們出門看玉米，每株頂端都灑著月光，染得玉米軟棉如泡，粗硬的長梗則像黑塊般輕移。我想像其中隱匿了許多看不見的動物，正在監看我們。風吹過長莖，玉米田吸納山谷所有其他的聲響，發出催人入眠的輕吟。

翌日早晨七點，我們在隆隆的巨吼中醒來。兩輛巨大的機器駛入田裡，我們超擔心大老遠前來尋找的寧靜遭受破壞，後來發現整件工程中午前便會結束後，還嚇了一跳。艾維覺得嘆為觀止，人類雖然平凡，上帝卻創造了機器，午飯前，收割工人已經完工離開了，留下一畝畝棕色的殘株，一路拓到河邊。我們住的房子現在變得不一樣了：裸露而孤立，從山坡底下望上來，一覽無遺。原本有些陰寒而石礫四散的大地，一小時內就變得炎熱萬分，彷彿一向被太陽烤成這樣，讓人全然無法再次想像夜裡包圍我們的那片神秘屏障。朋友們當晚抵達時，我們雖努力描述，他們卻很難理解，因為他們只看到銜接天空的荒禿地貌。

房子座落在一條道路下方，這條路連接山谷裡的市集大鎮，那邊什麼都買得到，以及平原上一座供應牛奶與蛋的小村子。白天的樂聲是萬蛙齊鳴，夜裡蝙蝠在空中環飛，還有一隻未能見到盧山真面目的大型動物在樹叢下嗅聞，猜想是被廚房燈光引來的。湯姆和我坐在花園的長椅上，看一彎月亮融化在地平線下，速度快如手上的融冰，我們還來不及喚人觀賞，月兒便已沉落。

我們一群人共有四個小男孩和四名大人，其中一名成員總是處於疲倦狀態，因此我們每天會找最輕鬆的路線：在戲水池或湖邊，在樹林下玩耍，或在日光室裡玩樂高。我最能放空的地方就是吊床，所以我盡可能找時間待在吊床上，這時我會偷偷把小孩趕走。不過湯姆可優先使用吊床，他可以優先使用一切東西，他永遠睡不夠。在葉間篩落的日光下，躺在兩棵樹間睡覺，是非常過癮的，跟吃了藥一樣，有三倍效力。下午時，湯姆和艾維的體重加起來，可將吊床壓到觸及草尖。艾維躺睡在湯姆雙腿間，葉影如同洗禮儀式中，花紋繁複的披巾般，映在他們身上。

某天早晨吃早飯時，一隻跟我的手掌跨度一樣大的翠綠螳螂，停在桌上。湯姆任螳螂從他的袖子爬上他髮裡，螳螂在他髮上坐了好幾分鐘，孩子們樂壞了。另外有一隻同等大小的綠蚱蜢，跳到年紀最大，最勇敢的孩子身上。這裡什麼都大：更大、更空曠、更熱、更乾燥、更安靜，也更遠。法國很大，裡面卻沒什麼人，靜謐是這裡的標準狀態，我們可以好好休息。

■ 有一些簡單的字開始出現問題了：**小的**、**單一**、**唯一**、**說話**、**一**、**細小**、**高**、**矮**、**標誌**、**慢**、**一樣**、**少**、**嘴唇**、**停**、**腳底**、**孤獨**。追索抽象的字彙，向來是湯姆的樂趣，但現在逐漸迫切起來。他的康復之路變得搖擺，突然間，發音需要注意，字意倏忽掠過，最後落在錯誤的字上。某回搭地鐵，康寧頓站變成了德威奇站。開車經過哈克尼區時，把警監站說成了煎雞站。手代替了頭腦。

我是個懶人，湯姆總是與我分享他的知識和語彙。透過他，我可以接觸豐富的語言：引言、故事、歌曲、點子、熟背的詩句。他有運用這些語彙的能力，將一句話轉成新語。我原本以為，私立學校出來的學生都很會背書，也許湯姆本來就極具天分，背書的好處顯而易見，引經據典是種力量，你知道了就是你的，你可以隨意發揮。

湯姆的語言是我們的天氣，是我們頭上的天空。**Pompholygopaphlasmasin**：今天早上他在黑板的清單及簡訊旁邊寫下這個字，好知道自己是否還記得。他記得的。**Brekekekex koax koax**，亞里斯多芬筆下的的青蛙合唱道[16]。這是週一早晨，艾維和我像青蛙般地在房裡追逐，因為我要幫他穿衣服。這是個無聊的一天，我們得在屋裡找點樂子，後來艾維爬到塑膠軟玩具上，玩到忘了他老娘。他匿身於網子、彩球和繩子間，胡亂扔著球。艾維看到下頭的我，說著 **Brekekekex koax koax**。

美國人說「養」小孩，英國人不說養小孩，我們把小孩「帶大」。這表示陪伴孩子成長，只做輕微的糾正，表示距離與紀律，以及自在的接近，就像陪伴馬兒或小狗一樣。在家逢災難中，我有時會想，**我們一定得記得將他帶大**。艾維不會等這場風暴過後才成長，「寶寶睡，一暝大一吋」，他不會等待或暫停，就是這樣。他們說零到三歲的孩子，是發展腦部模式建構的時候，艾維還不滿三歲，卻千真萬確，他跟著我們學習將來需要知道的一切。

他的活動範圍和速度迅速拓增，他可以站著突然跑開，扭頭朝肩後大喊，這時他是如此的開心，即使我跳起來追上去，心裡還是希望他能跑快些。他是卡通人物安迪·開普⓱的幼幼版：兩腿狂奔，回眸高喊。倫敦街頭是艾維最需要管束的地方，但我沒辦法理性地管教他。我一管他，就會變得焦躁易怒，搞得母子人仰馬翻。想到艾維可能出事，想到路上停滿車輛，孩子們安全堪虞，我就無法忍抑。我的憤怒並不合理，輕易便爆發開來，就像放在營火上的鐵罐蓋一樣，僅用夾子夾住。我把家裡的問題發洩在孩子身上，懦弱地攻擊最小最弱的成員。我抓起他，大吼大叫，氣到自己都糊塗了。為什麼我不對別人發脾氣？只會拿艾維

⓰亞里斯多芬（Aristophanes，約西元前四四五～西元前三八五），古希臘喜劇作家，號稱喜劇之父，其中一部作品為《蛙》，Brekekekex koax koax 為劇中的蛙鳴聲。亞里斯多芬喜歡發明新詞，例如 Pompholygopaphlasmasin，意為水中冒出的泡泡聲。

⓱安迪·卡普（Andy Capp），刊登於英國《鏡報》的四格漫畫人物。

開刀？小時候，大人並不鼓勵我生氣，最好避免衝突，現在我到底該對誰憤怒？

我們全家大老遠跑到國家鐵路博物館，館廳極大，大家都快沒力氣了。我的工作是盯住穿著紅色連帽夾克，在火車間跑來跑去的艾維。他撫著機器上的活塞、走在安全柵欄下，像表演軟骨功似地在運煤車和底盤間鑽來鑽去。火車引擎巨如建物，所以我只能偶爾瞥見他。湯姆沒辦法這樣玩，便找張長椅坐下來，可是我也辦不到。最近看見自己的鏡影時，會奇怪自己的身體竟然還能維持人形，我的體力時好時壞，老覺得反胃，我皺縮了一半：像個孩子。

我們半跑半追地繞了一個小時，除了穿紅夾克的男孩外，我不明白其他家庭在這裡做什麼。我們沒辦法假裝，我們的遊戲結束了。我們想要什麼？該如何繼續下去？就在艾維停下來，思索著接下來要往哪兒跑時，被我一把抓住拉到身上。我快吐了，頭又痛又昏，我好想死。我心裡這樣想，沒想到竟不小心說出口了。**不行，媽媽，妳別死**。艾維說。

我需要找個東西痛擊，朝朋友們尖叫，我需要冥想、看醫生、游泳、性愛，或接連睡上好幾個月，但我不能對艾維說那些話。

■空氣裂解，嘶嘶作響，四周流盪小小的能量，我張開手指，繃到指間的肉發白。我這麼做已經一年了，我在表達自己的反應，試著與死亡達成理智上的妥協。

何謂悲痛？

我試圖在事前先痛過，以免爾後傷心。我試著在最初毀天滅地的震驚中，一次性地把傷痛用火葬的柴堆燒淨，以便去應付灰燼，但這招並不奏效。

何謂處理？

就像這樣：一個深蟄於地底的岩洞，洞頂滿佈積累的滴鹽，我就像那堅如礦石的巨穴。洞穴裡有一潭不見天日的黑水，冰徹寒涼，無法入口，且不知其大小。這就是我的黑潭，但別人看不見，唯有艾維偶爾能感知它的存在。人們總說我處理得很好，我根本不可能對他們解釋我的處理方式，因為連我也不是很清楚。

在派對上，有人拉住我的手臂，悄聲對我說，**妳好堅強啊**。親愛的上帝，我的魔法消失了，我的力量像水中的粉粒一樣地融化了。脆弱躲藏在四周的叨叨絮絮裡，我好想成為脆弱的人，人們會親近弱者，為他們送上茶水，給他們擁抱，到爐邊取暖。堅強的人雖備受尊敬，卻不被親近，堅強的人住在村子外。

未來是什麼？

我想我會變得不同，但不知結果會如何。我最擔心自己無法改變，停滯在原點，而且完全意識到這點。

何謂失去？

失去是個沉睡的巨人，我從巨人的斜側往上攀，還以為它是一座山巒或靜謐的地貌。我看不見全圖，無法評估它的規模，但我知道自己必須越過這塊地方，希望到某個階段時，能夠丈量出它的長與寬。我不知道那其實不是一片地形，而是個活物。我對環境的瞭解都是透過腳底、手掌、一路擦傷絆跌而得來的實質感覺。我持續前行，繃緊身體抵抗斜度，尋找踏足點。我覺得腳下的地表滑動，且顏色紋路看來十分眼熟。我懷疑為何地表會是暖的。我在巨人的上面、裡頭，卻不知其為何物。我憑靠感覺繪製它的表面，全心投入其間。

何謂快樂？

快樂跟以前一樣，並沒有改變。

何謂耐心？

耐心並不適用地理學，沒有實質的邊界，也無法承載邊緣或地平線。你得立即分解整塊領域，才能正確點出耐心的盡頭，或探測其最大的極限。它不斷不斷往外拓展，是一個以時間為基礎的國度，沒有別的規則。

何謂歸屬？

月亮穿空而過，世界旋動著，月兒朝一個方向走，被高風推行的雲層則往另一個方向趕。這是顆醒目的月亮：盈滿飽巨，皎潔明亮。我們的窗口是它的私人戲院，今晚有精彩的表演可看了。

艾維咳醒了，我將他帶到我們的床上賞月。**你看月亮**，艾維很安靜。

雲層像一片單色的斷崖，飽含烏雨。起風了，風勢狂亂強勁，將天空從右推至左側，氣勢令人屏息。這是一段華麗的影片，找不到剪輯點。月亮、雲朵、眼睛，鎖成一個持續好幾分鐘的三角形。月兒來到雲層邊緣，在我們措手不及時，突然從右側整個滾出雲層外，懸停在空中。缺乏顯示月兒動態的對應物，月亮成了困在漆黑中的完美圓片。我們也停駐下來，雖然頭昏眼花，但已不再旋繞。我們三人在床上抬頭定定看著，湯姆先睡著了，接著是艾維，然後是我。房間依然明亮。

■　我的美國朋友傑夫來了，我們在本地一間日本餐廳碰面。我們每年通一次電郵，傑夫每四年左右會到倫敦，彼此有份淡淡的友誼。傑夫的面容削瘦，稜角分明而紅潤，像歷經風吹雨打的大草原子民，不過他是加州的電影研究講師，所以不可能住在大草原上。他棲居於研討會、演講廳、放映室和圖書館裡。我們結識於匈牙利，有回表演，傑夫坐在前排座位，是我們巡迴歐洲時，結交的幾位老美之一。貨車裡通常會有空間，容下另一位有廚藝或擅長聊天，或兩者兼具的人員。傑夫來自印第安那州，我們一直保持雲淡風輕的聯繫。**湯姆雖然病了，妳看起來似乎還可以嘛**。我答道，**湯姆雖然病了，不過沒錯，我們過得還行**。

接著他跟大家一樣，探問我的藝術創作情形，我表示此刻什麼都沒創作，也沒那份心思，問題便算結束了。在學院工作的傑夫問我工作情況，這比較容易回答，我在大學裡有份兼差的工作，在藝術系教藝術。雖然我無法創作，但我發現可以輕鬆地繼續做這份工作，而且在湯姆確診後的幾個月裡，我對這份工作的態度起了細微的變化。工作的功能變了，成了一種娛樂。我在畫室裡的角色十分輕鬆，就像泳者去游泳一樣，游泳本身包含了準備。在學校畫室裡，我可以沉浸在別人複雜的創作世界裡。我們有一對一的指導老師，他們會帶來他們的訣竅，我也有我的訣竅，但那已不是重點。在我們家這種狀況下，這真是一種很棒的安排。

但我是位藝術家，我在貝斯納葛林區（Bethnal Green）有間工作室，以前都在那兒工作。湯姆確診後的一個月，我立即將工作室轉租出去一年。最近我又簽了第二次轉租約，也就是說，一年又跨入另一年了。時日推移，事情接二連三，當時驅策我的動力，如今已推不動我了。當時我不相信會發生得這麼快，但我便是活生生的實例。今天我到工作室拿一些存放的文件，轉動鑰匙前，我緊張得停下動作，等了一會兒，先穩住自己，然後才開門進去。

那感覺像被迫吞下一顆膠囊或烈酒，回憶清晰如一張明顯易懂的圖表：所有在此處坐思、籌劃、製做、談論、賞析作品的歲月，全歷歷在目。所有我經手的痕跡與歷史都在這裡了，就像複雜交錯的地層。我吸著氣，房中的暖意在我四周散放，我感觸極深，我可以嗅聞得到自己。

話是沒錯，但我好害怕遇到自己的分身——那個過去的我，若非遭遇變故，此刻應該還會在此處的人。創作是前不久的事，我可以辯稱自己並未放棄創作，只是它不包含在我目前所做的事項中罷了。為何我不像以前那樣渴望過自己的生活？為何不後悔或惱恨它的不復存在？我就算想要，也沒辦法直接把工作室要回來。我們的狀況太不穩定，家裡目前的經濟無法支付這間工作室。

工作室悄悄地座落在花園及斜坡環繞的住宅區裡，鴿子在屋頂上啄食，並用醜陋的腳爪刮著瓷磚。受到干擾的狗群回吠著，隔牆傳來藝術家們的收音機聲，除此之外一切都很平靜。以前我在工作室裡總靜靜工作，這些是我記得的聲音。工作室寬敞高聳，沒有暖氣，冬寒夏悶。攝影燈灰白均勻的光，像半透明的麵粉般從天窗及兩扇屋頂的大窗子篩入屋內。人們喜歡來這裡，這裡很像那種你可能會想念的地方，但我並不想。一年了，我什麼都不想創作。物體與事物的視覺世界，真實或安排的場景，已失去往日無可匹敵的魅力了。我知道問題出在哪裡，我的羅盤已經轉向了，我的眼睛望向南方的家，不再往東眺盼。我把自己變成了多餘，我若回想從前在此工作的感受，便會覺得遙遠而危險，彷若背叛了自己。

失去野心，便失去了焦點，但最大問題是失去渴望。我本可告訴你，或者你自己能看得出來，我是個野心勃勃的人，忙碌地從事許多活動，一項計畫案、一場展演、一部電影、一份工作、委託的工作、駐點、獲獎；前不久，這些事各自進行到某些程度，此時不是停擺，就是我已無心，不感興趣了。我的野心剎那間，轉至私心中唯一的目標：讓我們家存續下去，守護住我們的家。這三人組成的單位，像一個3D排列的幾何形固體：有材質、重量、紋路、表面、光澤、形態、顏色。這是所有我能握在手裡的東西。

這份野心非常踏實，卻不同於以往所有的野心，這是赤裸裸的事實，我無法獨自或藉助任何其他方式達成我的企圖。勤奮、善良、自我犧牲、善盡巧思、發揮更多創意，都無法達成目標。以前種種仰賴技術與意志的企圖心，我都默默放棄掉，也不再感興趣了。

因此，想不出任何創作、影像或電影的點子，我似乎也完了，但更異常的是，我並不在乎。這是一種心甘情願的放棄，不用選擇真是太棒了，我的窮途末路顯得如此無足輕重。我收到一道命令，不管我抗拒或喜歡，都沒有差別，我無法憑藉意志改變它，只能轉換自己的處理方式。

站在工作室門口，聞到刨花、膠水、灰塵、紙張、悶在塑膠及老茶下的熱氣，我笑了，覺得鬆了口氣。一切都井然有序。除了陪伴艾維和湯姆外，我所能做的，就是逐字寫下來，讓你明瞭其中的涵義。盡力去做這份工作似乎就夠了，我還挺滿足的。

■ 最小的事最重要。

旅行有風險，去任何地方都有風險，在西班牙也一樣。我們去了馬德里。

一抹白雲如孩童簡淨的畫，襯著藍天掛在城市上方。我們在普拉多博物館，裡頭的氣氛平靜，週間的人群懶懶地向前晃進。我們跑來看哥雅⑱的展間，全幅畫布上，不安的朝臣與惱怒的國王，等著共和黨人對他們蛋洗並扔擲爛水果。我從遠處瞧見一幅小畫，比房中任何畫作都更搶眼。畫名叫《飛翔的巫女》（Vuelo de Brujas），繪於一七九八年。我觸著湯姆的袖子，將他拉過來。

畫上一名男子朝我們奔來，頭上的覆布遮去他的視線。男子身後左側地面的陰影裡躺了另一個男人，男人挫喪地掩住耳朵，不想聽，也不想看見發生什麼事。前景是條沙地，黑色的背景像墨水般地將沙地浸透。畫作右邊站了一頭蠢驢，驢頭和枯瘦的脖子伸入畫中，用鬆垂的鼻子擦蹭沙地的邊緣。三名女巫懸在半空，雙手像拼圖或麻花餅似地交纏著，抬起第三名掙扎求生的男子。她們想對他做什麼？想來應該不是什麼好事。她們的面容專注，陰影深重，根本看不清楚。

女巫們裸至腰際，忙碌地工作著，粉紅、黃色與藍色的叉尖高帽，在畫作頂端匯集。飛翔的女巫詳實而自然：重量、光線、焦點，都精準地落在女巫的高度及空中的位置上。哥雅是怎麼辦到的？女巫們不像大部份畫作中的飛翔者，她們飛翔地如此栩栩如生。畫作記綠了三名女巫欲將另一人抬至高處毀滅時，會有的模樣。

⓲哥雅（Francisco Goya，一七六四～一八二八），西班牙畫家。

■象牙皂害我模糊了視線，患上結膜炎，情況相當嚴重，連睫毛都打結了。我的眼周發紅，深陷入臉龐裡。每個遇到我的外行人都做出同樣的診斷：**妳太累了，太累了**。我有潰瘍，整整兩晚幾乎無法成眠，一吞嚥就痛。我覺得異常開心而精神奕奕，彷彿終於有了無限可能，也許我可以不需睡眠就能活。

我們過得亂七八糟，日夜相接，生活全無章法；起床、嚎啕大叫、咳嗽、交換床鋪、準備飲料——熱牛奶加薑黃——在床上看兒童ＤＶＤ。而外邊下起了雪，今年雪來得早，間歇地下著大雪與細雪，堆積甚深。積雪模糊了所有邊線，柔化了住宅區的街道與花園。落在汽車頂上的雪，像烘烤完美的蓬鬆蛋糕，若非有病痛在身，應能感受到一些混亂的美吧。我們是俄國小說中，困坐公寓裡的人物，劇情把我們的命運綁在一起，彼此關愛，也相互折磨。我的駕照考試因下雪而遭取消，湯姆又做了另一次掃描，結果是**良好**。世界遙遠的彼端，一場地震將海地夷為平地。

從去年中起，我一直在學習兩樣新技能——開車與游泳，並藉此驅策自己往前走。

我在水裡總會感到不安而疑慮，我會死抓住池邊，黏在階梯上與淺池處，腳趾老往池底踩。現在變了，我學會把頭埋入水面下，降低重心，面對水池的地板。我學會漂游，想像頭部朝前方行進，像有條最纖細潔淨，可溶解的線，從池子另一端拉著我。我的肺活量經過長年的歌唱與銅管樂器的訓練後，變得相當大。我可以吸口長氣，漂浮良久，而且還練習用超慢的速度，做流線型的游進。我收到自己的第一副蛙鏡後，在水底下突然能看清了。為什麼以前沒人告訴我？我有種受騙的感覺。有了新視線後，我像採珍珠的海女一樣潛到池底，觸摸平滑的瓷磚，用身體丈量池子的體積。珍珠白格子的池底，就像淹沒的漂亮舞池，是貝殼裡的珠寶。我在水底潛游甚遠，只上來一次，幾乎連波紋都沒有激起。我已很多年沒游完全池了，我在學校時，游得像縫紉機車出來的虛線，弄得水花亂濺，每次濺水，都是小小的淹溺。

學開車是更緊迫的事，因為湯姆確診後，便不能開車了。我在路上將整套動作熟記於心，直到化為本能。整個冬季至新年，我像置身夢境似地在倫敦南區的彎口和交通屏障中打繞；行過夾雜破舊磚塊的乳色、棕色和灰色的矮墩，經過慈善商店[19]、減速丘、墓園、單行道、學校、彎道、住宅區、市場、圓環、公車專用道、死巷。我不斷地開著車，只有在繞經畫得亂七八糟的三角形，或倒車繞過角落時，才會暫停。我超愛換檔。我用眼睛和腦子專注地駕著車，上課期間我是自由的，車子經過西威克罕、安默斯恩、柯洛登和水晶宮，伍德斯、艾登公園、諾伍德和阿諾里。有一次，在歲末神奇的夜光下，我開上一道山丘，看見比平日大三倍的巨大橘紅太陽，懸掛在底下倫敦南區的上方。我從沒來過這些地方，以後永遠也不會再來了，但願如此。

固定的駕駛課時間讓我覺得平靜，襯墊的皮椅吸走了焦慮，神奇的樹是一帖安慰劑，我不需要在教練面前哭泣。我一週見他兩次，但我從來不提家裡的事。融雪時，我做了一個完美的倒車，然後開心地吐了口氣，與監考官交換眼色，我通過了，我拿到駕照了。

約莫一週後的星期六早晨，我這個新科駕駛員便上路了。我停好車，練習跟別人一樣地坐在車裡，把手臂架在打開的車窗邊，將下巴靠到臂上，渙散著眼神，像條狗似地啥都不做。收音機開著，車後的艾維在殘弱的陽光下睡著了。我臂上的皮膚漸暖，一名男性**爛駕駛**在經過停滿車子的街道時，硬在原地轉動車輪。一對夫妻同時鑽進車裡，連方向燈都不打地一下子把車開走。一名婦人拿著買來的東西，叮叮噹噹地從我身邊走過。這是我給自己的禮物，全部盡收眼裡，而他們沒有一個人看見我。因為我待在車中，形同隱身。我好喜歡小時候待過的每部車子，我覺得自己跟其他人一樣。

■二月分，未來提前抵達了。湯姆一大早便嚴重癲癇，之前他獨自跑到海邊的屋子寫作，預計今天返家。湯姆在晚上回到家裡，陪著我們靜靜躺在樓上。他在犯癲癇後，勉強可以說話、讀點書，但無法寫東西，沒法跟平時一樣。

我們經常大量地通電話——這是我們向來的習慣——因此當我一整天聯絡不到他時，便知道事有蹊蹺。在等候他打電話給我、回家或做任何可理解的事時，我胃腸不適，從托兒所回家的途中，忍不住瀉痢。

艾維每天從托兒所步行回家途中，會淘淘敘述一天的事，並趁機發揮想像力，在裂隙處

⑲慈善商店（Charity shops），蒐集並販售由人們捐贈的二手物資，並資助弱勢團體的商店。

處的人行道上停停走走，檢視每個排水溝、大門、堆葉、停駐的車輛，或路上任何吸引他目光的東西，囉嗦個沒完沒了。我迫不得已打斷他，在他對著假想的聚光燈，或在岔路及邊石旁停下來，假裝遇到懸崖時，硬將他拖走。老師說，艾維精力十足，像頭蠢羊似地用身體去撞其他小孩。有些小孩平時就很粗暴，但艾維不會那樣。湯姆離家的這個星期，艾維常闖禍，雖然並不嚴重，只是陽光男孩的一點小狀況，但我還是很驚慌。大家一定得喜愛他，每個人都得是他的朋友才行，萬一他父親沒法永遠撐下去，艾維會更需要朋友。他每項細微的行為差異，我都能察覺，如同我知道他能覺察我們的不同。假若我能為他許願，我會希望孩子純真的自私，能像保鮮膜般地層層將他裹住，百分之百地封護住他。我希望他能**百毒不侵**，我知道許願沒用，我又不是仙女。艾維要面對紛陳擾攘的世界，他的興趣不會僅止於螞蟻或塑膠恐龍，他會像資料追踪器似地，在醒聰明地繞著我們轉：去留意、記憶、跟蹤、蒐集、探掘、組合並儲存各種資訊。今天我去接他時，他說出的第一句話竟是**我需要爸比**，他的抱怨很合理。我跟艾維說過，我跟爸爸會一起去托兒所接他，那是原本的計畫，但湯姆人在倫敦跟南岸之間，有可能已過了謝佩島，往肯特郡的賽尼特區和海邊。湯姆一直沒接電話，所以我無從得知他人在何方。

湯姆在海邊癲癇發作後，仍記得要去買海鮮，今晚帶回家給我們吃。他把鯡魚卷說成「灰魚卷」，卻怎麼也想不起「螃蟹」怎麼說。離開居住的小屋前，他思索「螃蟹」的形貌良久，並在筆記本裡畫出螃蟹，彷彿想起它的形貌，便能想起相關的字彙。我不知他經過多久的時間，也不清楚前後的順序，總之湯姆終於想起這個字了。他想起「螃蟹」怎麼說了，便跑去攤子上買。能如此樂觀地追求被截斷的正常能力，讓人引以為傲。後來他人老遠地將新鮮、棕白色相雜的去殼蟹肉帶回給我，我對他的堅韌不拔、聰慧與冷靜，深感欽佩。

五點左右，湯姆打電話給我，但說話雜七夾八。我有個朋友可隨時開車去找他，但湯姆講不出他位處的地點，他的語言只能表達梗概，多了便不成，於是湯姆跑去火車站，找到要搭的火車，到了倫敦後再設法搭計程車回家。他到達維多利亞站時，看到兩個字，Victoria St。「St」是什麼意思？他以為是聖人「Saint」，但知道這樣說不通。他神乎其技地藉著地圖把問題搞懂了，用外國人必要時運用的複雜圖解方案。「Rd」是路，「Ave」是大道，接著，終於想起「St」是車站。事後湯姆輕鬆地對我描述一切，其實他的口袋裡有張我們做的卡片，上面有他的姓名住址，他和我的電話，並註明他有局部性癲癇，請找到他的人幫忙與我聯絡。湯姆完全不考慮這點，也沒有利用卡片。

白天工作時，我強烈感知他的缺席，以及兩人遙遠的距離。雖然我過了好幾個小時後，才發現出事了。**他可能工作太晚，早上起不來，也許他已經在回家路上了**。所有這些安慰和自圓其說，都是自己想的。我好擔心他，腦中飛轉著各種難以描述的念頭，但本質上，就是覺得不對勁。從這個著眼點所衍生出的想法，真是大錯特錯。就像浪潮的力量，可以是輕柔的漣漪，也可以是淹沒一切的巨浪。

想像海中有個洞，維持這個水洞需要多少能量，我的情形有點類似那樣。貝瑞．佛拉納根[20]想出了《海中洞》的創作點子，先是做成版畫，然後在一九六九年拍成影像。他的觀念看起來十分療癒，令人平靜，但能讓你融入一種現象裡。你可以想像海中洞的洞緣，是宇宙中最難守禦的地方，在奔騰的超自然力量中，你根本不可能停止。當然了，那個洞口可能是一條管道的開口，沿路直下。迪士尼卡通《幻想曲》裡的魔術師，在鐃鈸的巨響聲中，鏮然逐退洪水，撥分誇張的白色卡通尖浪。卻爾登．希斯頓[21]在《十戒》裡諄諄告誡，克服恐懼，帶領人民穿越紅海，海浪在他首肯後，才敢合閉。一分為二的大海拉出整齊的邊緣，就像拿鏟子挖成的賽璐珞溝渠。

對湯姆而言，待在家裡是最正常不過的事。他在家裡工作，工作上需要的東西也多在手邊，可是有時當他必須離開我到遠處時——例如搭火車去看展或到城外拜訪朋友——我便覺得自己像在維護一個海中洞，用念力支撐一個堅實而難以承受的形狀，幾百萬立方公尺的海水，隨時會將洞口淹沒。我擔心自己不在身邊，他會出事，可是即使什麼事都沒發生，壓力依舊未減。大部份日子都平安無事，但平安無事只是運氣罷了，畢竟他還在生病。

⑳貝瑞．佛拉納根（Barry Flanagan，一九四一～二〇〇九），英國雕刻家。

㉑卻爾登．希斯頓（Charlton Heston，一九二四～二〇〇八），美國演員，多飾演英雄偉人，如《十誡》中的摩西，並以《賓漢》獲得奧斯卡最佳男主角。

第二章　失語

二〇一〇年三月二十七日

親愛的朋友們：

自去年七月後，我們就一直沒寄信了，因為湯姆每三個月做一次掃描，上週又做了一次，這回是壞消息。腫瘤開始變大，得做另一次療程。我們無法確知是何種治療，應該是化療之類的，約兩週後開始。

湯姆感覺上大致還好，有時會犯癲癇，講話小有困難，寫作狀況則維持得不錯。艾維很可愛，快滿三歲了。瑪莉安剛考到駕照，但一切突然變得不確定了。接下來數個月的治療會很難熬，所以我們再次重申，朋友們的聯繫對我們十分重要，拜託寫個信、打電話、發簡訊、寄電郵、來看我們、邀我們，到我們家吃飯。

期望能聽到大家的消息。

愛你們

春天將出現一場崩毀，毀去一個人，毀去他的智力、經驗和工具，而我得目睹一切，因為這是我的職責，不管我想不想，也不管是好是壞。寒氣在地面徘徊數個月後，如今花園裡生氣四溢，每天早晨，我從窗口看著荒裸的地面被綠意節節逼退。我反對抒情詩，反對春天，我抗拒所有成長，所有幻想，所有萬物勃發的大自然。這一切顯得如此愚蠢而毫不相干，簡直是種浪費，反正大自然冷漠待我，我也以其道還治其身。

由於戶外空氣濃重，暖意烘出了土味，有些事開始變調了。現在是三月分，應該是三月十一日吧。再一個星期，湯姆就要做另一次掃描了，真教人害怕。

今早他站在水壺邊聊天煮茶時，說話變得支吾其詞，不知所云。雖然像玩笑似地很快復原了，但這次並非伴隨癲癇或平時的發音不清而來，我們立即注意到這種表面上的差異。語言的障礙似乎會自行播種，到處紮根。到目前為止，大小程度不一的癲癇，一直是主要困擾，有些幾乎偵測不出來，有的急如驟雨，湯姆會變得沉默不語，無法建構出一個有意義的句子。遇到這種狀況時，你會認為「他再也無法表達」了，這念頭清晰而真實如罐頭、盤子或筆等具體物件。然而對湯姆而言，問題不在於恐懼，湯姆即使非常害怕，還是會努力釐清狀況，測試自己，他是自己的最佳監控人。其實他犯癲癇的次數並沒有那麼多，但隨之而來的狀況卻不斷倍增，發生成千上百次的困惑不明。他會說不清，講錯話，找替代方法去表達。語言的種類像外來物種般地增生擴散。

掃描結果一如預期，經過九個月化療的停滯狀態後，春天來臨，腫瘤又開始擴生了。

春天來了，木蘭花敲開鐘形的花朵，我們都還好好地。類固醇賜給我們正常的生活，每天兩毫克，他便能立即掌握語言與字彙的涵義。湯姆覺得身體更健壯靈敏了，可以做些簡單的工作而不覺疲累：如接艾維，抱著他。我們非常珍惜這種為期甚短的美好假象，時間是一道實質的長流，我們無法確知能持續多久，因此只能隨波而流，把握當下，將片刻化成永恆。我們不敢抱持希望，但我們以前也樂觀過。我們正在努力，我們知道工作內容是什麼，也知道自己很擅長。我們像淺盆裡的鳥兒一樣，撲濺著水。

二〇一〇年四月十日

親愛的朋友們：

自三月底發過消息後，情況迅速起了變化。醫生看過掃描結果後，建議我們開另一次刀。幸運的是，復發的腫瘤長在相同部位，在腦部邊緣。湯姆會在星期一住進皇后區醫院，並於四月十三日星期二開刀。手術過程與上次雷同，也由同一位外科醫師操刀，但願手術能成功。這次通知甚急，湯姆暫時無法工作，為期不定。

我們承受極大的壓力，各種實質或精神上的協助，幫忙做飯，關心或鼓勵——我們都會非常感恩。如果我們未能立即回覆，也請別擔心。

各位對我們的支持與聯繫，對我們三人意義甚重，謝謝你們。

愛你們

諮詢師們開了場會，幾天後提出一份計畫，因為我們的病情進展太快了。湯姆得開另一次刀，這是始料未及的，大部份人都不會動第二次刀。某些在第一次手術中未被割除的細胞又復發了，但這次並未深入思考區，而是如向光的植物般，朝表面蔓生，所以可用刀切除。**思考區**——這段期間，我對思考區究竟瞭解多少？湯姆希望保持單純，這種態度對他十分有益，我們倆除了基本的生物知識外，其他一概不知，課本的知識就夠了。

我覺得自己像個騙子，因為我是權威，跟外行人談起腦瘤，人家總會等我做最後的結論，但我其實沒有那麼多話可說。我的知識範圍，從頭到尾一次就講完了，當場考問的話，便會拖拖拉拉，講不出別的。我可能會大談抗癌藥帝盟多或化療注射，但萬一有人進一步探問，我就會言不及意或亂謅一通了。我們像聰明的小鸚鵡，重複這位或那位諮詢師所說的話，拚命記住他們的措辭與變化，把消息傳遞給別人。我們像被施了魔法的孩子，把文字當成咒語或符咒，彷彿我們能否活命，就看能不能用對字或說對話了。

這種謹慎的原文重現，具有某種意識形態上的力量。我們認為，忠實傳達病情，不偏執，不抱持不實的希望或誤解，是非常重要的。我們盡量不去扭曲對話的內容，一則讓自己省心，二則讓別人免於受罪。

初期某回跟B醫師對談時，這情形卻嚴重走樣。當時我不在場，湯姆顯然不是很專心，等離開後，他只記得有個東西在縮小。**有個東西，是什麼東西？某個部位。什麼？某個不好的部位。是腫瘤的區塊嗎？腫瘤著床的地方嗎？還是周圍？邊緣？外殼。外殼？真的是外殼嗎？**我們從來不知道醫師到底用了哪個詞，或到底指什麼，但似乎無所謂了。後來B醫師來電時，我們會一起接聽，她先對湯姆說，再對我說，之後我們彼此把整個談話重述一遍，一邊以自己的聲音朗聲說出，一邊檢視話中的失誤。

這些事情及我們處理的方式，都有模式可循。黃昏時，我們走到花園，站在房子背後的坡地上，那是個談話的好地方，就在艾維臥房窗口下。我們先面對面近站著，然後轉身並肩面對房子。四周植物簇生，色澤在昏光中淡去。山艾在餘輝中閃閃生光，錦葵的花兒模糊難辨。第二次手術表示我們得再去看K先生，約都已經訂好了，我沒想過自己會再見到他。

星期五，K先生穿著藍色手術服和髒汙的白色卡洛馳鞋。他似乎比之前年輕，雖然我並不知道他的年齡，說不定人家年紀比我小，我幹嘛去在乎這些。在進入過湯姆的腦部後，現在他跟湯姆算親近了，他對我們的態度變得較輕鬆。我努力聆聽他說的每件事，我有鉛筆可以寫筆記，但它只是道具，我根本沒用到。我對這些談話的記憶非常精確。

Ｋ先生有自己的一套看法，且落實在一個明確的場域裡。他先看ＭＲＩ——核磁共振照片，然後整理出照片中模糊、不規則的各種色調，以及漸漸變成深灰的灰色區塊，各自可能代表的涵義。ＭＲＩ有其極限，這種單色調且形狀不明的影像，看起來很像影印，但Ｋ醫師是ＭＲＩ的解讀高手。他有一流的工具、優秀的團隊、一雙巧手和異常敏銳的空間感，他是位巧匠。這種人還可能做什麼：編蕾絲、做鑲飾、製作模型？也許他會去冒險，或許去滑雪，或許喜歡從高樓往下跳，我想應該不會，因為我知道他兩個特點：他很謹慎，而且相當自信。腦部並不大，但他在小小的空間裡卻游刃有餘。他瞭解腦的佈置與腫瘤的位置，以及四周、後方及深入腦內會立即發生的狀況。腦的一邊是語言區，另一邊掌管情感，後面一點的地方處理憤怒，這是他的領域，我們是他的客人。

假如談話岔了題，即使他不感興趣，也表現得極為淡然。我試著解讀他身上的訊息：一聲輕嘆、挪動身體、張大鼻翼、抿著嘴角、調整腿上的肌肉。當醫師對我們平鋪直述時，便會這樣。平鋪直述表示他在描述病徵，而病徵意味著這場病將如何影響我們的日常生活。湯姆覺得這樣反而好，醫師的專業意見，比我們的一些小經歷更有份量。

醫師表示應該開刀，問我們願不願在週二動手術？我們點點頭，願意在週二開刀，不需先看過行事曆，沒有別的事比開刀重要。**很好**。他輕鬆、有效率而客氣地答應說，**我會打電話給我朋友費德**。我們被登錄進去，接下來的一小時裡，一一記錄下身高、血液、心臟、胸腔、體重、血壓等資料，弄出十幾個貼上貼紙的採樣管。他們不斷問湯姆叫什麼名字，並再三地寫下來。

我們站在抗癌的臨界點，癌症被具像化了，意識必須有一個形狀，腦部要能被描述，具有形體、重量、大小、配置，還有歷史。腦跟國家一樣，會發生各種可以分區擺置的事件。這些區域性的事件要能加以辨識、研究，並決定整體的狀況。這表示所有實質的一切——無論湯姆能否發揮記憶，想起一首詩，用理解力決定該想起哪些文句，把玩文字，創作文章，幽默地開玩笑，機智地知道何時該收斂，用理性做選擇、權衡，開車越過馬路、煮蛋、用話語表達自己，並對我們做**所有**以上的表述——**這一切**都有個實質的根基。問題就在這裡，風險也都在這裡，一切都得看K先生了。

所以在第二次住院開刀的前一天週末，我們舉辦了艾維的三歲生日派對，邀請七個小孩和二十四位大人前來。那是很棒的一天，湯姆在花園裡準備各種遊戲，他在一片小板子上畫了隻肥胖的矮驢，供孩子玩「釘驢尾」，還塞了一個襪子玩「打地鼠」。廚房桌上擺滿了食物：香腸、雞肉、鷹豆泥、炸薯圈、胡蘿蔔、蘋果汁、酒。生日蛋糕是艾維挑的，有層層疊疊的鮮奶油與草莓。派對非常成功，從「傳包裹」玩到電腦遊戲的「低空轟炸」。我們在瘋狂準備時，艾維都在推車裡睡覺，直到第一批客人抵達時，才精神奕奕地準時醒來。我們規定大家要一起分享，不許打架咬人捏人，不許亂哭，規定很簡單，大家都非常開心，是一場不能再棒的生日派對。

■　四月十三日星期二，生活裡多了一道傷口、一條河流和一個錯誤。塔羅牌裡所有的災星全員出動，一早我就覺得諸事不順，早上八點不到，我已經跨河兩趟了，先是去醫院給湯姆送吻，然後折回南邊打點艾維。這些令我奔走於途的瑣事——孩子、醫院、後勤工作——牴觸著最重要的兩件大事。八點鐘的手術，以及我心中的恐懼。

我要送走艾維，我一再將他推入別人懷裡，毫不猶豫。然而我除了焦慮外，還覺得心慌，彷彿有種難以言喻的嚴峻與痛。那應該是我的感受，否則能打哪兒來？但它似乎是分離的，存在於身外的區域裡。我一秒秒地數著等待艾維離去，等自己不必再扮演母親的角色。可憐的艾維，他並未受騙，誰家的媽媽會在室內戴太陽眼鏡，不跟孩子吻別？艾維一走，我便像枯枝般斷開了。我哆嗦得厲害，無法自己。我聽到自己不斷發出嚎哭，但感覺似乎也是分離的。那聲音拔高、破裂、變成尖叫，轉為無聲。太可悲了，但我以前也幹過這種事，我應該會沒事吧，我以前也這麼幹過。

一位朋友來陪我，亦步亦趨地跟在身邊。她餵我甜茶，又鹹又油的培根和奶油，但我仍一蹶不振。妖魔成群在我頭上和眼前舞繞，我毫無戰鬥力，屈服於他們愚蠢的低語。他們悄聲地說他會死，說我會失去他。

我們之間隔著泰晤士河，河流隔開了家與醫院，那一整天，我像強迫症似地，從南到北，由北至南的跨河六遍，一整天在溝通失誤與雜亂無章中度過。銀色的泰晤士河是我們的測試與任務，每次我都驚覺它的存在，也一次次地被它刺痛。蜿蜒的河流在太陽下明亮得近乎猥褻，貼著倫敦河岸堅實的幾棟建築而流：圓頂建築、高塔、高樓、尖頂和摩天輪射出一道道光束，將密碼傳入空中。它們在說什麼？它們說他會死，說今天就是我們的末日。

我們在院裡等待，我不知道在醫院的哪裡，但我們等了好幾個小時。是兩小時？還是更久？然後我接到訊息，說湯姆還在手術房裡。沒道理啊，第二次開刀是單純的腦部手術，過程直接了當，他應該早就該開完刀出來了。我們不知如何是好，或該怎麼想，只好跳上計程車回家。我在出大事前打電話給身邊的朋友們，我用手指點撥他們的號碼，卻不知自己要什麼，是要他們聽到我的聲音，在我身邊，做好準備吧。**萬一他死了呢？**我還沒準備好。

後來快到家時，我們又接到電話，對不起，事實上湯姆不久前已經出手術室了，狀況還不錯，湯姆要我打電話給他，他正在等我。原來第一通簡訊是錯的，誤會一場，不必看得太嚴重。於是我們又手忙腳亂地越河折回。

我在車裡和走廊上，始終止不住顫抖，我穿著大衣，在陽光下卻總也不暖。今天諸事顛三倒四，我沒地方可去，候診室根本待不住，我唯一需要的，是一個可以躺下來的地方。每個鐘頭都度時如年，且密實不透，我不懂時鐘為什麼每次只跳一個數字。後來我們不知不覺地來到了醫院的親友間。那是一處狹長的小房間，裡面滿是某個亞洲家族的親人。他們的親人病了，家人都不相信他還能活，他們打開錫箔紙包的長條三明治，安坐下來。

還有一段時間，我在朋友家樓上的臥床睡了一小時。四周為何如此安靜？地面上川流的車子似乎失去了速度，等聲音傳到五樓時，車囂已經沖淡了，寂靜終於令嘈雜的妖魔禁聲了。我愛上了朋友的床，絲毫不在意自己家的床，因為那張床讓我睡不好。我的床是已婚婦人的床，上頭有茶漬和童尿。朋友的床潔白細緻，有填料鬆軟的枕頭和墊子，讓人躺了便不想離開，我渴望休息，又覺得不安。焦慮像化學藥物般地滲到她的床單上。我是有幻覺嗎？我一再檢視床鋪，查看有沒有棕色的液體。為什麼我看不到？我好像斷斷續續睡了一個小時，醒來時我的手機正在響。我可以去看湯姆了。

擺脫一整天的霉運後，我才慢慢看清事實。這跟我過去的體驗截然不同，好像屬於另一個時空。我心懷恐懼，擔驚受怕地無法放心，深怕被感染而整天緊張兮兮。其實真實世界裡，一切都十分有效率而正常，完全符合衛生，按表操課。結果很踏實，很不錯，令人開心，也很中規中矩，可以用紅筆在白板上寫道——湯姆很好。手術十分順利，腫瘤切除了。湯姆名字旁邊的格子裡，可以畫一個笑臉。

在一連串事件即將結束的傍晚，我在恢復室找到湯姆，看到他時，他已完全恢復清醒，坐在病房裡，不耐煩地急著講話了。**妳跑哪兒去了？**他很清醒、開心，但覺得無聊，想回家了。我實在不知該如何跟他描述剛才發生的事，或告訴他，術後的他一臉菜色，或他說話夾纏不清，腦子應該沒有變壞。我說不出話來，我好開心，但累趴了。我張開嘴又合上，覺得舌頭有如鉛重。我跑哪兒去了？

在度過漫長的十二個小時後，我的身心疲倦到不行，大概好幾個星期都無法復元。朋友們送我回家睡下，我在層層被子下不停顫抖。艾維很晚才回來，這是今天最後一段插曲了，我被病毒感染了，艾維也是，他吐在隔壁臥室的地毯上。

二〇一〇年四月十三日

親愛的朋友們：

手術非常順利，湯姆可坐起來講話、吃東西、看書了。他看來氣色極佳，感謝醫生。

愛你們

艾雅法拉冰蓋的火山無預警地噴發了，火山噴射入空，衍生出許多後續問題。北歐大部份地區都停飛了，北歐人不搭機了，也許你在騷亂中會這麼想。人們留在遠處，無論他們身在何方。日子一天天過去，吵著要返家的聲浪也越大。由於火山平定不下來，大家只好將炮口對準各個系統與機關。有人趕不上婚禮、和解遭到延宕、已飽受壓力的家庭承受更多壓力。不方便真是最悲慘的災難。

冰島上方有著永遠明淨到不可思議的天空，那是書裡才會有的天空，扶搖遠揚，玻璃般的質感會讓人誤以為遠方近在眼前，彷彿你能對數英里外的人低語，只是看不到他們聽見你的聲音時，放亮的眼神罷了。我在很多年前，曾跑去看瓦特納冰河，穿越一大片崎嶇的苔蘚地，還遭海鷗跟蹤、撲擊。走了一個小時，地面看起來幾乎一樣廣大遙遠。等我終於到達冰河時，僅待了幾分鐘就想回家了，感覺根本不該來。我覺得很糗，假裝自己其實並沒有真的很想來。那冰河是一道呻吟淌水的垂直水瀑：有深潭、海灘，並被陸地包圍，像一頭可怕的野獸；藍如醞釀暴風雨的海洋，又綠若海藻，而且骯髒到令人講不出話。太雜亂了，我並不喜歡。

艾維搞不清灰燼與氣體，但知道飛機是什麼，而且對火山爆發的進展很感興趣。我們躺在床上，聽著收音機裡的北方傳奇。我累壞了，氣力散盡。我有兩方窗景可供自娛，兩扇窗子都填滿了空無一物的天空，一架飛機都沒有。

湯姆住在醫院裡，手術復原得很不錯。艾維全身長了紅疹，我們兩人都會傳染，所以都不能去看湯姆。

我打電話過去時，他聽起來很開心，我聽說一票朋友送派餅、濃湯、點心和補給品到他的病床邊，害我好嫉妒。我們的神經專科醫師朋友邁特親眼看到他犯了一次輕微的失語症，還仔細地親自記下病人的最新狀況。

住院患者的病床邊，常上演喜劇或悲情戲，隨時可能各演各的戲碼，病人不是生病就是康復。你會聽到各種不同的、交叉錯綜的、讓人難過或歡喜的描述。在這裡，互不交談的父母或許重修舊好，心懷舊恨的人或許發現仇人得意洋洋地混在訪客之中。來自不同地方的朋友們交換電話，然後相戀。不受歡迎的人，也許不請自來，或者——根本無人來探病，那真是最可怕的狀況。

湯姆動完腦部手術已經五天了，他還可以開心地跟我說話。空氣像靜滯似地，天空異常湛藍：沒有航跡，沒有雲朵、聲音、低空飛行的飛機，沒有任何地方受到干擾。鳥群陸續進駐，不久天空飛滿鳥隻，好個天搖地動的一刻，就像中世紀的月蝕一樣，河水將會轉紅，莊稼垂倒田裡，雙頭羊就要降生。我們這些習慣搭飛機的世代，從未碰過這種事，我們沒被困在機場裡，或苦苦等待別人歸來。火山爆發的災情持續著，從星期四開始，過了週五、週六、週日，並延續到下週。在那漫長的週末裡，大家都困在地面上。我用近乎神聖的心情踏穩腳下的地面，緊緊抓牢，並滿懷感激。

我們生活在地球上節奏最快速的大都市之一，但步調相對較緩的地區。這一天過得很順利，已經快晚上九點了。我從床上看著天空逐漸增寬的邊緣：黑色、深沉、蒼白、暗淡、白色、金色的光影彼此交融。月亮像一幅易脆的剪紙，空中除了鳥鳴，眾聲默默，什麼都沒有，彷若一片奇境。湯姆活下來了，我活下來了，艾維也是，我們不是沒有改變，只是受了點傷。

二〇一〇年四月二十二日

親愛的朋友們：

湯姆回家了，感覺很不錯，我們很高興又能團圓。

我想不久我們會做更多化療，謝謝大家的支持，很期待能看到你們。

愛你們

費爾塔（Firle Beacon）上空的氣候矇矓模糊，雨水自各個角度濺入我們口中，我們乾脆直接暢飲。前方小路蜿蜒成一片銀色，兩側坡地半掩半躲地緩緩斜下。這裡沒有別人，風太大，雨太溼。黑頭羊聚集在矮叢及岩石邊，身上的毛變得髒兮兮的，還沾著一些蕨類與金雀花。地面凹凸不平，四散著石子和殘落的石堆，山谷裡躺著淡棕色的草地。小逕兩側的護網上，纏著與天色一致的羊毛，在強風吹襲下，有如活物。

艾維從我身邊跑開，高喊著衝向羊群，他的身體被雨遮得幾乎快看不見了。雖然我知道羊群不會攻擊他，但孩子畢竟稚嫩，我忍不住打量它們肅然的臉孔、發黃的牙和髒汙的蹄子。艾維直接往羊群裡衝，羊群只得懶洋洋地踏著蹄子往後跑開幾公尺。我對他大喊，**別跑了，快回來**。

我不會去想這是**我們的最後一次**，我腦裡沒有這個念頭，因為我對未來的執念更甚。空氣、雨水和強風在我們四周環旋，我們是小路高點上所有能量的交會處，我們將能量納入體內。我們的衣服像珍珠一樣地發光，我張開的嘴角被打溼了，我的聲音逆著風在湯姆耳邊呼喊。**我們一定要再回來這裡走這條路，我們還要再來這裡**。

六月二十一日，一年過半，今天起，日照時間將會變短，被黑夜逐漸侵佔。這一年的退潮比浪潮走得更急，我已經可以感受到潮水退卻的力量了。我們的鄰居鮑伯來訪，我在門內透過結霜的玻璃，看到他定定站著，手裡捧著一個像彩色帽子的東西，原來是一個盤子，上面倒扣著一只碗，碗下是他女兒在烹飪學校做的示範蛋糕：三層鮮奶油，上面還飾著漂亮的藍莓。太棒了。窩在平靜無波的私宅裡，我們覺得孤獨被棄，鮑伯的不請自來，意義遠勝過蛋糕的重量。為了讓朋友們待在身邊，我們得隨時告知最新狀況，當我們真的沒消息可說時，就不說了。在每隔三個月一次的掃描期間，我們大部份都在等待會發生什麼事，以及要說些什麼，所以我們啥也沒講。不過「不說」跟「沒感覺」是兩碼事，我們非常脆弱，常覺得很快會被遺忘。這些衝突的壓力根本無法平衡，抗癌的日子很難正常運作。能否持續地獲得適量的外界關注，讓我們得以為繼，不是我能左右的事。

湯姆對家中圖書的擺置，自有一套想法。自從他出院回來，便不時挪動家裡的書，擺到不同的地方，改動整個區塊。我不太確定他為何這麼做，猜想跟確認及分類有關。這些書籍就像磚塊，湯姆要為我們築出無法滲透的圍牆，固守住他的回憶。書籍為我們再次打造出另一個房子，我們有一百一十八公分高的書架，我知道，因為是我做的。所有書架都裝滿書，我們的生活空間因書而減少百分之五。書架佔滿走廊的兩面牆，其中一片從地板直達天花板。有間臥室的兩面牆上全是書，客廳壁爐兩邊亦然。另一間臥房有一面全是書，採光井頂端的牆壁也是，雖然得搭梯子才取得到。書量的分配並不平均，我的書僅客氣地佔了幾公尺寬，剩下全是湯姆的書。他愛書成痴，買書是他的嗜好，他工作、生活時都在看書。

湯姆的空間記憶還是非常精確，需要查閱時，總能記得需要的書在哪裡，在樓上還是樓下，在哪個書架上。更令人驚奇的是，他可以記住哪段話在書本的哪個地方，只是現在，讀書的人往往是我。

湯姆生病後，我一直無法看書，且情況越來越嚴重。我的眼睛無法聚焦，撇過字面時亦掠過其意，彷彿文字只是某種承接其他更重要涵義的平台。小說根本讀不下去，幹嘛要紡造故事？報紙太難讀了，我瞪著走廊上的書脊，心想該不該打開一本書。書有幫助嗎？聽說書籍在低潮時能撫慰心靈，我偏不看，因為我很懷疑。

我們兩人的閱讀不均衡擴大了，湯姆的語言能力還非常好，所以不見得知道他何時出問題，也許僅能看出有些不安、意思不明，順序錯位。湯姆又恢復工作了，雖然多花點時間，但結果都還不錯，只是忘掉的字越多，他就越非知道是哪些字不可。我幾乎不看書，只讀出他需要用的字。我們很有彈性，一個人不足，另一個人便幫忙補上。我的不足是暫時性的選擇，我不看書，是因為覺得文字不相關，只有湯姆需要時，才變得有關連。我可以看到他在尋找的字，幫他找到。我知道湯姆在找什麼，總能幫忙找到念出來，讓他充分明瞭。其他文字都不存在了，我已停止使用自己的雙眼，改用他的眼睛思考了。

湯姆返家後，出現新的障礙，他不太說得出醫院的名稱或昨天來訪的朋友名字。他把我叫到書房裡，因為他正在翻辭典找字，他要找的是「disaster」（災難）。**他們不會漏掉這個字吧！**他問。**太誇張了！**由於他把字拼成「distaster」，所以找不到。他的身體非常緊繃，虛弱與肌肉失能開始造成疼痛，且再次蔓延到關節、手指、小腿及部分手臂。這是類固醇作祟之故，疼痛從深層組織接合的空隙裡滲出來，初時服用大量類固醇後逐漸減量，常會造成這種副作用，不過最令人擔心的是說話問題。一位朋友問我們將來的財務狀況，有什麼打算，是否把計劃都延後，等災難來襲再議。來襲？我們怎會知道災難何時會來襲？這一路都是災難，「災難」二字就像一長條堅固的石頭，只是我們不知道有多長罷了。

錢確實令人憂心，老實講，有時我會在半夜想到錢的問題。我們不知以後會如何。湯姆靠搖筆桿賺錢，他還能賺多久？何時會停止？停止後又會如何？一開始我會渾身冷汗地醒來，換掉溼透的床單。流汗是我的身體面對災難的主要反應：汗流如雨，以江河之量滔滔流出。我是全身皮膚都在哭的人：是個可供展覽膜拜的奇觀。我應該聚集一票信眾，讓他們終身守護我，為我泡茶、焚香、用麂皮為我擦拭發亮的身體，並收取入場費。我需要賺錢，我應該向來看我的人收費。

我垂頭喪氣地開始接話，談著財源、因應對策、存款等，但這從來不是我們的長項，我們動作太遲了。我們家雖沒有負債，但我們得繼續過日子，夜裡一想到這點我就不知所措。我可以找些機構談談，麥克米倫[22]，市民諮詢等，填一些表格，而我也這麼做了。當我有空有意願時，便這麼做。但湯姆沒興趣跟我談，他擔心的不是這些。我可以理解，所以便放棄了。湯姆的生活仰賴說話與寫作，當他做不到時，他的收入，我們兩人的主要收入便沒了。我們家在一夕間無以為繼，我將成為家中唯一的掙錢者，而且還要照顧兩個人。我的賺錢能力在過去一年已被破壞得慘不忍睹了。

這個問題又扯出另一項讓人發愁的事。假如依賴說話寫作的湯姆，在失語後還活了很長一段時間，那麼他究竟跑哪兒去了？請告訴我。

艾維和我跑去倫敦的池子和露天泳池玩，今年的倫敦綠意盎然，陽光燦然地在樹林與水面間來回彈跳，孩子們最愛聚集在大太陽底下了。公園裡的涉水池是所有當地居民都能去的地方，大人們成群站在水淹至小腿肚的池子，疊著手監看孩子。孩子年紀稍大的家長，盡量不去干涉小孩，或假裝不太在意，年紀小的孩子則被盯得死緊，家長們開心地跟在一旁，視線片刻不離。

小鬼頭四處亂跑：裸體的、穿著褲子的、穿T恤的，各種形式的泳衣和學校制服在身上浸到全溼。寶寶們穿著加墊的厚褲子，一屁股坐在藍色的池水裡。裸身的女孩玩著側手翻，學步兒踩著滑板車繞池而行。有個小孩在水泥地上摔破嘴唇流了血，引來一小群人。男孩子

㉒麥克米倫癌症支持中心（Macmillan Cancer Support），英國癌症慈善團體，為病患提供癌症資訊與經濟援助。

拿著水槍朝空中射出白色的水珠弧線，一群女孩尖叫著潑水，佔據深不過三十公分的池子中央。交易、爭執、男生女生、餵食、友誼等每種社交型態，在此首度找到示範、模仿或萌芽，舊有的世界每天都創新一遍。

艾維是個談判家，擅長操控、評估進場時機、機靈地設法滿足自己的欲望，他用的是頭腦，不是四肢。今天艾維不想玩水，專心地先玩紅色卡車，一小時後，他有了七輛各類型車子，以及圍在身邊的一群學步兒，大夥在離池子最近的排水蓋上玩。

我心底有股熟悉的不安，希望艾維能像其他人，或某些孩子一樣，在池子中稱霸，彼此挑戰。他們是很有自信的孩子，對自己毫無懷疑。我希望艾維能更活潑好動，像孩子一樣地尖叫跳躍，或至少把身體弄溼。太可笑了，我自己小時從不是那樣，湯姆也不是。艾維穿著紅藍相間的泳褲，頭上的遮陽帽往後推開。我看著他在自己打造的國會裡甜言蜜語地哄著，招呼、陳述著，讓新加入的人圍過來，我的焦慮漸漸消退了。我保持距離觀看，十分鐘變成十五分鐘，再變成三十分鐘。當陽光漸弱，雲層在屋舍上方露出桃色的邊線時，我們終於要離開了。艾維很快地跟大夥道別，用滑板車在水池邊繞一圈，他果然是個孩子。**剛才玩得很**

開心，艾維對其中一名男孩說。

■ 賀寧丘（Herne Hill）的「復活」，絕不是史丹利・斯賓塞[23]想像的那樣，反倒較像西紐雷利[24]在一五〇〇年，畫於奧維托大教堂的復活圖——毫髮無傷的死者憑藉自己的力量站起來，神奇地將他們純淨美麗的身體，從平滑灰色的廣場裡抽拔出來。地方政府把賀寧丘區的路面重新鋪過了，交會的路口鋪平後與人行道無縫相接，咖啡館的桌子可以不用一直搬上搬下了。

今天所有事物都發出死亡的節奏，布里克斯頓、史托威爾、賀寧丘、公園四周的街道和商店街外都聽得到。死亡的節拍一如既往，像計數器、攪拌機和引擎一樣，將血液送往我全

---

[23] 史丹利・斯賓塞（Stanley Spencer，一八九一～一九五九），英國畫家。其作品《復活》（The Resurrection, Cookham）中，描繪墳場的死者從棺木裡一一走出來。

[24] 路卡・西紐雷利（Luca Signorelli，一四四五～一五二三），義大利文藝復興時期畫家。

身，灌入我眼裡，好讓我重新檢視眼前的世界與所有的人。那節奏在我耳裡鼓動，將血液送入所有其他走入我視線的人體裡，我看著他們前後走著，分別走進商店、家中，再出來買份報紙、牛奶等忘掉的東西，然後在最後一刻回家陪伴家人。二六、二七、二八、二九……一切都如此平凡而崇高，八一、八二、八三、八四……

我看著艾維，只有他能避開這首死亡之歌。我知道原因，因為我無法清楚地看到他，就像我無法看到我自己的腰背。腰背雖是我的支點，但我從來都無法直視它。以前艾維就貼壓在我的脊彎上，蜷縮於羊水裡，在我的椎骨四周翻轉，蓄勢待發。**就是現在**，寶寶心想，**就是現在，快了**。

艾維無時不在的覺察力和喋喋不休的話語，從我的臂邊一路傳來。**我媽幫我煎蛋捲，蛋捲好好吃，有好多蛋，所以我吃好多。我媽煎的是蔬菜蛋捲，好好吃，又好多蛋。我要她煎成三角形的。我最愛吃火腿了，媽咪，妳看！天空看起來像牛奶耶！如果母牛躺下來，牛奶就可以射進天空了**。

這並無新奇特別之處，只是一個孩子的牙牙學語，但他描述的是我們的世界，孩子的聲音在我耳邊咻咻劃過，我們的世界並不安全。我勉強彎著身體，聽取他每個意見，聽清楚我們來來回回的對談。母親都會這麼做，但我們的情形風險更高，我偷偷觀察艾維，我必須知道他對我們的情況理解多少？

艾維在另一個房間對朋友仔細解釋我們家的狀況，把我稍早告訴他的事，添增一些油醋。**我爸爸動作有點僵硬，有時候媽媽得幫他忙。我不能幫忙，因為我太小。**朋友打斷他，問了一個關於托兒所的問題，雖然朋友對答案並不感興趣。不行，這樣是不對的，我無法容許。艾維需要表達，需要重覆去談，言語可以幫他釐清一切。其他人得聽聽這孩子怎麼描述自己的生活和父親快死的事，雖然他們寧死也不想聽，或只能束手無策地呆呆聆聽。尷尬具有不可思議的力量。

低頭俯望，艾維的頭髮是層厚密的漩紋，頭頂中央彷彿有個發電機。他那清湯掛麵式，金雀花王朝時期的髮型，在玩了一整天仍精力猶存時，變得汗黏而卷曲。我曾在路上被別的女人攔下兩次，說她們會願意花大錢，把頭髮挑染成那種不可多得的髮色。若按字母順序排列，艾維的髮色有：琥珀色、青銅色、奶油、橘色、紅銅、奶黃、亞麻、金黃、乾草、獅棕色、芥末黃、柳橙、桃色、粉奶、藏紅花、麥桿、磚紅、茶色與焦茶色。在特定光線下，還會綠中帶黃。我有一件黃色皮外套，現在穿嫌太豔了。這件外套也是搶眼的黃中帶綠，尤其在霓虹燈下，就像艾維的頭髮。

我去參加一場兒童派對，是一對臉色白淨，滿頭紅髮的三歲孿生兄弟派對。女主人很有組織地安排各種遊戲，還準備了派對的禮物袋。房子很大，髒亂適度，且堆滿小孩的東西，就像費里尼電影裡的場景。孩子們在地毯上爬來爬去，亂摸亂踩，狂歡不已。每個房間都是身高一公尺以下的寶寶和學步兒，有時他們排排站在三、四個階梯上，或在走廊上蹦蹦跳跳。我數了數，三十幾個小孩跑不掉。地板上沒有空間讓他們奔來跑去，傷到自己，孩子們只能像在撞球桌上滾動、擦撞桌緣的彩色球般，平順地從一個房間挪到另一個房間。玩具會引起短暫的興趣，孩子們群聚玩耍，吵點架，然後又跑開。所有玩鬧同時進行。不斷有小鬼便便，客廳裡屎味頻傳，孩子們一個個被抱起來，嗅一嗅，然後帶開。許多母親雖在現場，卻像在演一部不同的電影，沒有人大聲說話，很少小孩哭鬧，場面異常溫馨。孩子們的笑鬧聲，就像疊在牆邊的墊子般具有吸收力，他們藉著觸摸和感覺，用同理心去吸納對方。艾維深受接納，回家時間到了，他變得相當安靜，像沉浸在思緒裡。

■未來無情地吞噬現在，我們的處境讓我們看清了這點。湯姆較少跟我說話了，這是我們約好的，因為說話搞得他神經緊張，拚了命去想，還未必講得出來。他的情緒原本還時緊時鬆，但現在基本上一直都繃著。

湯姆的語言才華已遭受破壞，說話能力大量崩毀，漏洞百出。思路的通道坍塌了，突然出現的路障阻斷意識間的流通。他把字句串起來，像經過空無的繩索，他是位即興大師，一位將思緒轉換成文字的藝術家。昨天他忘了「樂觀主義」、「滿足」、「出版」、「管弦樂隊」、「梯子」幾個字，怎麼也想不起來或說出口。今天他千辛萬苦地憶起了，但他會再度忘記嗎？湯姆從不慌亂。萬一他真的著慌，會是什麼情形？就戰略而言，我們的生活全仰仗他的臨危不亂。萬一那些字彙全然喪失，又會如何？沒有「樂觀主義」，沒有「滿足」，沒有「出版」，沒有「管弦樂隊」，沒有「梯子」。

他的字彙殘缺不全，失語或許是暫時的，一段時間後便追得回來，但他無法再信手拈來了。當我寫「無法再信手拈來」幾個字時，的確是隨手寫出來的，不必多想便知其意，也知道字的順序與拼法。我知道「信手」非指自己的手，但這不再是湯姆的經驗了。他的拼字亂七八糟，音節錯位，或以類似發音取代。這個問題錯綜複雜到幾乎難以理解：有時細微如電子樂中的一個漏音，有時像把口語內容大批剪下與複製，超現實到令人愕然呆立，連他自己都嚇到了。語言問題像牛步的大塞車，失語轉成慢性後，一切都停擺了。「工作」是什麼意思？什麼是「當然」？他知道工作的意思，也知道如何工作，但「工作」要怎麼拼？過去兩週，拼字也變成大問題了。我在他的電腦上端貼了一條紙膠帶，用紅筆寫下二十六個字母，用指頭點出。這招果然有點效用。

我們在公園的咖啡館吃午餐，湯姆邊吃邊談到昨天跟馬克的對話。他對馬克說，**以前講話好有樂趣**。我聽了朝著白盤子垂下頭，把額頭貼到盤子上。這是逃避問題的搞笑動作，我沒辦法直接面對問題，否則會像痙攣的木偶般，全身關節抖索不已，沒有人能讓我恢復過來。

以前講話好有樂趣。我們是在派對上聊天認識的，我離開荷蘭後，在倫敦才待了一年。我因為不甘心，便揚棄過去的輕鬆愉快，跑來追求更嚴謹的幸福新人生——如果當藝術家算嚴謹的話——但我的人脈、財力或對倫敦的認識基礎都還不穩。我在國王十字街上有間簡陋到不行的套房，兼了一份差，大概知道自己想做什麼。我為了省錢騎自行車北上，倒不是因為好玩。我對派對沒抱太多期望，只是覺得在這段流浪期間，出門社交總強過坐在臥室兼起居室的家裡。我的家往往是驅策我夜裡外出的理由，我這隻新來的菜鳥，還是非常喜歡在城裡夜騎的刺激。

派對裡的人我所知不多，只認識女主人和另外兩三個人。不過我發現圍繞在湯姆旁邊的人最有意思，湯姆興高采烈地喝著酒，跟我暢談，一點都不擔心回家的路，雖然他家住相反方向。我不確定我們談了什麼，但其他一塊聊天的一男一女後來不見了。桌上四散著金屬的酒瓶薄蓋、軟木塞、香煙、點心屑、湯匙、易開罐、柳丁皮，聊天時，湯姆的手總在把玩這個或那個：在重點下劃線，捲著煙，把東西推來挪去，像在地圖上推演戰役似地。他不太直接看我，但很專注於兩人的談話，我們由文字開始認識，第二天十二點鐘，他打電話給我。

過去一個月，文字和意義，浮到我們平靜的生活池面上了，我們突然注意到，池子裡的水一直在蒸散。我們裸身躺著，池水逐漸退卻，牆上露出以前水深的淡白標線。

失語是腦瘤的病癥，也是患者的問題。過去十八個月，湯姆每週固定寫兩篇文章，約一千五百字和一千字長度，這算是最少的，有時還更多。文章內容包括出門觀賞藝術品、展覽，以及對觀展的思考與整理。他的文章向來明晰、原創、切中要點而風趣。其筆鋒簡短如電報——**你幹嘛寫這麼短的句字？**我以前總說——現在句子更短了。我怕他會陷於拙劣的自我模仿：文章裡到處是停頓、逗點、破折號、斷句。然而行文卻十分流暢連貫，易讀又有洞見，充份達成信達雅的目的。你可以看得懂，沒有人會知道作者病了。

這些文章成於深夜，耗費兩三倍的時間撰寫，消耗的精力更是難以計算。當腦袋裡找不到「當然」一詞時，腦子會怎麼辦？該去哪裡找替代品？湯姆一向精明，他會等待、思考，然後再多等些時間，不會放棄。我們仍在咖啡館裡，我的臉還貼在盤子上，這時他緩緩說道，**用精微簡要的文字確切表達事物，是我多年來的工作，也是我的驕傲**。盤子承住我的臉頰和整顆頭顱的重量，盤子好涼。我閉著眼，看不到他或咖啡館或小廣場。

艾維和我垂頭喪氣地跑到黛安娜紀念遊樂場，我看著孩子。

來呀，**來玩**，他回頭看我說，**來玩**。

我很難過。

難過還是可以玩啊。

快樂的世界與不快樂的世界不同嗎？兩個真實的現存世界，並容於同瞬間的兩極，彼此共知共存，範圍完全一致，一切都蘊藏其中，快樂與不快樂緊緊抵觸，彼此間的磨擦，造就了我們的生活，令你無法忽略。如果我們能擺脫這種劃分，例如B醫師今天打電話來說，一**切都是誤診**，磨擦就會消失了。快樂脆弱如水滴的表面張力，你無法憑想像取得，或憑想像讓自己回到過去，假裝幸福地活著，欺騙只會讓過去的方式顯得不堪而難以忍受。

艾維拖著步子穿越沙地，看著他令我開心，但想到湯姆不在旁邊，艾維沒有爸爸陪伴，便覺得難過。生死並存不悖，彼此相鄰，只是死亡的原子更為沉重，沉重到不可思議。艾維追逐著機器槍裡射出來的泡泡。**妳看**，**媽咪**，**是星星耶**，**好幾百萬顆星星**！

二〇一〇年七月九日

親愛的朋友們：

湯姆術後已三個月了，最近一次掃描結果顯示，後續的化療效果不彰。我們這星期會嘗試另一種化療。這種叫ＰＣＶ的化療毒性較高，我們不清楚湯姆對它會有何反應，我們很緊張。

湯姆還繼續工作，但速度較慢。腫瘤一直在說話及語言功能區裡，微小的變化便能造成重大影響。湯姆身體雖然還好，但一切變得困難重重，我們都很疲累，只有艾維除外。

化療的時程會持續很久，未來幾週和幾個月裡，我們會需要一些援助。您若有好的點子，請讓我們知道，食物一向受歡迎，幫忙帶孩子、過日常作息、外出和聊聊天也很棒。在此非常時刻，能保持聯繫真的很重要。如果我們未能回覆，請原諒我們，但請繼續寫信、打電話、傳簡訊、電郵、邀請並探望我們。

謝謝各位的支持，我們很期待看到你們。

愛你們

前方是一望無際的玉米田，地貌單純，地平線被鹿隻的剪影截斷了，線下是淺落的田地。輻射狀的電話線將天空切割開來，右邊有條單行道，另一側是樹林和騎馬專用道。前方盡是農地，沒有半片野土，到處可見維護與使用過的痕跡，但我覺得大意不得，土地若扔著不管，不到一年便會走樣了：小徑上將佈滿荊棘，田裡雜草叢生。朋友的房子是三棟差參不齊，蓋在路邊的小屋中的一棟，小路連接兩座小村莊。屋磚上薔薇攀纏，我們回到一切的初始地。

那幾乎是兩年前的事了。我在半夜被嚴重犯癲癇的湯姆吵醒，之後黃白相間的救護車將他帶走，像隻熱帶的昆蟲般消失在夜色裡，彷彿車子未曾出現過，而湯姆也不在裡面，暗夜如黑色麵糰，把他們包覆住了。艾維和我跟第一位趕來的護士，坐上車子尾隨在後。她用不帶情緒的語氣，不時聊著緊急救護系統的縮減，緊急回應小組的角色等，讓我們不至太過沉默，我若想談話，還是可以參與。**我是來度假嗎？這孩子好可愛啊**。**我是做什麼的？**記得車子離開森林來到鎮上時，艾維睡著的面龐被車燈照亮了，然後是街燈，再來是紅色、白色、黃色、橘色、藍色的天光。

第二天，我們整日待在巷底的醫院裡，艾維像頭瘋狂吸食母奶的幼獸，沉重而燙熱地掛在我脖子上。我還以為我的奶已經沒味道了，但它仍是香甜的。那天是國定連休假日，醫院雖然沒關，但近乎停擺，相差不遠矣。一整天裡，我看著湯姆睡了又醒，醒了又睡，每次醒來，便更清醒自如。我看到他的心思開始活絡起來，恢復得相當明顯，意識逐漸凝聚成形。後來當他要求拿他的筆電時，我發現他的寫作能力像一列螞蟻般地溜走了，打出來的字全是錯的。

但他這天情況越來越好，語言、寫作，漸入佳境。我竟然覺得我們運氣不錯，好像避掉了某個巨大神秘的問題，雖然我舉不出實證。醫生懷疑是輕度中風，做了電腦斷層掃描仍無法確診。由於沒別的訊息了，艾維和我只好回小屋等待。傍晚天色蒼淡金黃，幾近透明，待我將艾維送上床後，駐立良久，望著遠方玉米田的邊緣，直到天空由桃色轉成殷紅。然後我的電話響了，是湯姆打來的：他已完全恢復了，他用平時的聲音安撫我，為我加油打氣。

要如何辨識另一個人？基本上藉由形狀、顏色、輪廓、光影、味道來辨識，或語氣細微的差異，睡時的面容、聲音的抑揚頓挫、各種私密的認識、對方聆聽時的嘴形，或他們凝視你的模樣，以及他們不說話時的眼神。

那天結束時，也是相同的暖夜。湯姆終於能離開醫院了，他很晚才回到家，人都沒變，但光采煥發，說話又快又急，充滿喜悅，他既疲累又精神奕奕，輕快地墊著腳走動，眼上泛著新異的光芒。出事了，是一件大事。

此後我們未曾再踏進這間小屋一步，這不能用迷信解釋，我們不信那一套，而是因為隱隱的傷痛像遠方鐘聲般，附和著當時的事件。現在我們要在這裡住上四天，好好地睡覺，到海灘散步，享受漫長的夜晚。我們自知是高風險族，隨時可能出狀況。時間的概念變得混亂而難以預計，我們看似還有很多時間，其實來日無多，這幾天也是。

重新出發吧。早上湯姆接手工作，讓我睡覺時，突然嚴重癲癇。我們第二次叫救護車，我們五個像巨人似地圍著湯姆，看他慢慢清醒。天花板太低，急救小組擠不進來：高大的護理人員和他們的設備又被小屋的椽木卡住了。我們小心翼翼地盯著他，他也回看著我們。**是的**，OK，**很好**。他漸漸恢復了。

我們慢慢地回到勉強運作的生活平台上，朋友們臉都嚇白了，卻極力克制，日睹癲癇發作是件很難過的事。我的心撲撲亂跳，也許快死的人是我。

癌症幾乎不給人時間細看，更甭提習慣它了。湯姆的病情進展極快，就像在車輛橫行的馬路上衝刺一樣，容不得你在任何地方停下來欣賞風景。我屢屢以為，**這下我們真的麻煩大了**。我再說一遍，這下我們真的麻煩大了，但這回我說得更中肯，將來也一定會有更懇切的下一次，使這次在回顧時相形失色，令人大笑，不過我想到時我們大概笑不出來。

返家後我心浮氣躁，我們需要另一套對策，這一套不管用了。維護正常家庭最微薄的門面，努力跟別人一樣地事先計畫、開車出遊、度假、放鬆心情，似乎已超越我們的能力範圍了。我們被擊得粉碎，每件活動都做得提心吊膽。每次出問題，都讓我一再覺得努力是很傻的，放棄假裝吧，停止會更容易，停止別再試了。

湯姆打斷大發雷霆的我，**我好害怕**。什麼？我以前從沒聽他這麼說過，他是我的平衡，我的護欄，是我立足的地方，摸索的邊緣，即使我在暗夜裡行走，仍能明白自己的走向。**我好害怕**，他說。他應該要害怕，我不斷重複道，**有我在，有我們在，我們都在家裡**。

週末艾維去表親家，五個小蘿蔔頭一起混。他會跟年紀最小的湊成一對，玩鐵道或跑到花園裡玩卡車、泥土。我們有兩大可以好好睡覺，睡到九點、十點、十二點及超過十二點，也許再睡回到九點。

艾維回家後試著說新句子。**爸爸的事讓我很難過**。艾維劈頭說，**他為什麼生病？是因為他有香港腳嗎？**他咯咯大笑。

■ 我們差點趕不上，門就要關了。我們面對面地一屁股坐進地鐵裡，身邊的人陸續上車，車子就要開了。人們吃東西、看報紙、七手八腳地翻弄袋子、在地上磨著腳。他們挪動身體，重新安坐，沒有人注意我們。

湯姆細細打量剛剛坐定的我，他看到我是怎麼坐下來的，我佔了一個位置，還斜著身佔去隔壁半邊椅子，任性地伸著腿。他看到我的外套黑領歪豎著，鈕子未扣。外套的織布看上去近似黑色，其實是綠色，這件湯姆在巴黎幫我買的外套直到我們回家後，才注意到它的精緻。我知道自己的頭髮粗硬濃密又沒梳理，因為我看到湯姆身後的車窗反影。

我的臉一定已經熟悉到看不出端倪了，我發現他的臉也是那樣。你若遇見他，絕不會認為他身患重病。湯姆蓄著深棕色的落腮鬍，鬍子有些斑白，唇上的鬍鬚讓他看起來較為正常，不至像艾米許人㉕。碧藍的眼眸上，生著一對厚如老者的濃眉。我們相遇時，最吸引我的正是那對眼睛。對一名化療患者來說，他的氣色算很好。他體重過重，但膚色健康，頭髮因化療而捲曲。更詭異的是，我看起來也挺不錯。目前這個階段——唯有在連串的事物中，才會出現各種階段——壓力刺激我產出類似於香味的美好化學物質，這是一種天然的膠原蛋白，我的頭髮變得更濃密，雙腿因下午陪艾維到淺水池玩而銅亮。

我無法用言語描述自己，我的臉變瘦了，我當然會瘦，眼角開始出現黑眼圈，唇下凹處也出現暗沉。其實這些現象我老早就有了，但現在變得相當醒目。我嚴重睡眠不足，因為艾維起得早，湯姆晚上又睡不好，由於費心照顧他們父子，我更疏於關照自己，疏於關心自己的感受，以及所謂「我自己的需求」。這些事都無法分析，但我會稍注意自己的打扮，彷彿打點外表，便能暫時維持住門面，或至少讓自己擠出一絲活力，就像跑者試用新鞋，在跑道上多爭取一兩秒的時間。

我們跟車廂裡其他人一樣地活著，沒有人知道有何異狀，死亡任性地開了一個小玩笑。表面上我們按照自己的意思，像大家一樣地趕赴某處，低頭各忙各的事：要住哪裡，吃什麼，怎麼打扮，要愛誰，該想什麼，要什麼。我們正要去見神經科醫師。**太瘋狂了**，湯姆說，我默默點頭。

■ 我的工作爆增三倍。

1. 湯姆死前，不能讓他被毀，我得協助他以自己的方式活出精采。
2. 不能讓湯姆的死毀了艾維，我得幫他盡力用自己的方式過好。
3. 參照前面1、2項，別讓自己毀了。

㉕艾米許（Amish），基督教的分支。以嚴守簡樸生活為原則，規定男性婚後需蓄鬚。

就這樣而已。

我是個資優生，願不計一切，什麼都做。我為何如此好強？連這種事都非得做好不可嗎？其實這段時間我們過得很踏實，即使現在還是很快樂。可是依然快樂代表什麼意思？代表我很享受嗎？難道我根深柢固地認為，活著就是要快樂，因此執意把面對死亡的災厄，曲解成對自己無害的事嗎——即使對自己不利。危險如影隨形，我的思緒鬆脫如形散的雲朵，稀薄的空氣令我頭腦混沌。死亡即全部，但生存同樣重要。生存意味我們三人以各種方法求存。

我們的目的是「不能垮」，否則全盤皆輸，一個人垮，全都會跟著倒下。離死不遠的湯姆會繼續為我們活下去，他的回憶、文字與向外延伸的工作，將涵蓋我們現有的事物，並為將來添增色彩。至於艾維和我，求存是不因湯姆的缺席而毀滅，不被湯姆的死亡擊倒。憤怒徒增空想，我們只能且戰且走。

做個快樂的人，是我堅持的自我形象，這跟實質的快樂不同嗎？我不知道。生病前，壞事沉陷在一個無法觸及，或懶得觸及的地方，好事在表面近處浮晃，我通常也待在附近，有時積極好動，有時只是慵懶地在人前漂動翻滾。如今「壞」與「好」的文字力道淡化，力量變鈍了，語言已不具意義。

我們對樂觀主義的研究嚴重不足，樂觀主義學呢？相關研究呢？世間萬物——貓頭鷹、螃蟹、矮猩猩——對樂觀有何想法？樂觀的人蒙受壓力時會怎麼做？他們會繼續在層層崩毀的泥地裡，尋找指甲片般的微小銀光嗎？樂觀主義似乎不是一種能隨意採納的東西，同樣地，即使在低潮中，我也無法擺脫無可救藥的樂觀心態。這種反應似乎很不恰當，像當著別人面前抽搐，令人尷尬。我並未對我們的結果抱持樂觀，我知道會有什麼結果，更不認為容易面對。也許我們會少受某些苦，也許不會，然而……我瞭解我們。

我一向很有福氣。我的家庭賜予我平衡與鎮定，那是教養與性情帶給我的諸多特質之一，我覺得與最根本的生命感官相連：膚上的陽光、氣味、尤其是光線之類的東西，讓個人——自己——與他物之間有了連結。我向來能自視為物：一與眾，獨尊唯我論，除此之外什麼都不是。

青少年時，我是個好幻想的自大狂。我們在蘇格蘭某小鎮住過一陣子。我常在放學後，跑到我們家後邊的維堤徐丘上小立，俯望小鎮。我並不特別注意鎮上的細節——如石板屋頂、山丘上斑駁的陽光、深色的河流——那些我都知道。我更在意的是去感受山丘的地形、開闊、重量、溪流與瀑布。我可以看到大地如何包納三個次元，山丘的地形如何安躺在漸黑的蒼穹下。我看到建構好的事物，以及難以名狀的東西，它們在時間的淘洗下，已適應既有植栽、地表的岩層和海岬了。我從制高點上綜觀全景，從所有角度看盡一切：我這一側及另一側的山谷、山谷上方、小鎮的頸口、山丘的側翼與深坑。

多年後我看到3D模擬圖，感覺雖相當類似，本質卻不同。模擬並非建構性的實體，只是一種純然的視覺「感受」，你得靠想像慢慢拼湊出全貌。我不費吹灰之力地明白這點，因為我知道所有視野中的物質並無異別，包括我自己在內，萬物皆隸屬於大我。看見即存在。以這種方式觀物，即便是偏遠、孤僻荒涼的蘇格蘭邊境小鎮，也顯得複雜宏大了。空間感是種神奇的感官，現在還是。我說過，我是個自大狂，但當時我並不瞭解自大狂是什麼。

我跳題了，之前談的是快樂的問題。湯姆還活著，除非死亡，否則我們無法逃避存在，生者無法理解死亡，人就是這樣。以前在山丘上，我的狂想無拘無束，現在對死後的事卻毫無想像。

湯姆在臥室裡幫我找書，他打開書，在一首詩上作記。那是他曾經熟記於心，現在卻說不出口的諸多詩作之一：安普森㉖、拉金㉗、貝多思㉘、奚尼㉙、希爾㉚。他知道每樣東西擺在架上的位置，雖然無法真正閱讀，但他知道那些書，能變通辦法去查，他是故意的，也是為了我。

這會兒湯姆正看著冰箱找東西吃，他的作法挺聰明：翻出舊生菜扔掉，把蛋往後推，移開牛奶，騰出一點空間，找到點心。到了戶外，我只看到父子倆從我身邊走開，彎著頭一起說話的背影。湯姆還是可以像堆積木似地組合文字，與人溝通。文字是腦袋裡的東西，這個

㉖威廉・安普森（William Empson，一九〇六～一九八四），英國詩人與文學評論家。
㉗菲利普・拉金（Philip Larkin，一九二二～一九八五），英國著名詩人、小說家、爵士樂評論家。
㉘湯瑪士・貝多思（Thomas Lovell Beddoes，一八〇三～一八四九），英國詩人、戲劇家。
㉙謝默斯・奚尼（Seamus Heaney，一九三九～二〇一三），愛爾蘭作家及詩人。
㉚傑佛瑞・希爾（Geoffrey Hill，一九三二～），英國詩人。

叫刀子，這是捲起來的襪子，這是你在找的書，這個字是「家」，他可以利用這些字，建構出一種可以表達，並讓人回應的新東西。

也許此刻快不快樂或樂不樂觀都無所謂了，我只能說我們都還在這裡。全家人都還在最重要，這一頁標記出我們的存在，至於我是否沮喪，是否壓抑，就無從得知了，反正以後會有很多時間去想。

■弗羅茨瓦夫（Wroclaw）的空氣混雜著動物、蔬菜與礦石的氣味，跟我吸過的空氣都不一樣，這裡汙染很嚴重。冬夜的顏色如炭如煙如鐵如火。黑暗在頭上拉起一片輕柔的罩子，耶誕前夕，鯉魚在街上的盆子裡泅泳它們生命最後的幾個小時，為晚上的盛宴做準備。第二天，我那黑白小電視上，播出壽西斯古[31]被槍決的新聞。我在一九八九年最後一天，跟著大家跑到柏林，參加柏林圍牆倒塌後的盛大派對。

我因為拿到藝術學校的獎學金，在弗羅茨瓦夫住了九個月，並很快地學會波蘭語。家父能操多國語言，我對語言還蠻有天分，所以學來容易，但本地的速度快到一個不行。我不像家父，我的語言裡包含許多打屁時需要，但對內容無益或不雅的粗口。男人可以說的，未必適合淑女，而用所有私密處來講粗話，是波蘭男人說話的主流。有一天我那滿口粗話的朋友馬瑞克受夠了，低聲罵我說，**Jak brzidki mówisz——厚，妳講話實在有夠髒的。我就改了。**

夜裡躺在床上，我想到其他語言，波蘭語、在阿姆斯特丹學的荷語、在羅馬學的義大利語。只要換個構造和發音，一種語言就可以變成另一種了，你可以學會在水上漂，學會在語言間輕快地浮游，不必拘泥語法和字意。當時波蘭通膨天天飆升，我必須為了蕃茄跟人錙銖計較，或設法弄一大塊溼潤的軟起司。我得設法出言阻止販賣部的餐服小姐在我的馬鈴薯上澆肉醬，我已不記得為何我在波蘭會吃素了，但那只算小事。我可以交涉更奇怪的事，且態度更積極。我不會等學會一個字後再去試用，而是一聽到就試，萬一不成，反正沒損失。明天我會再試買一次蕃茄，今天先吃鹹洋蔥黑麵包就行了。文字是一種猜測、遊戲、聯合事

㉛尼古拉．壽西斯谷（Nicolae Ceaușescu，一九一八～一九八九），羅馬尼亞共產黨政治家。一九八九年國內爆發革命，其政權遭到推翻。

業，就像笑話，像比賽，對我現在非常有用。

除了語言，還有什麼？且讓我列個清單：有音樂、觸摸、深邃的眼神、跑步與跳躍、性、煮菜、友誼、吃東西。應該還有別的東西，但我得喊停了，這單子很短，我們將設計另一種語言，用它來談話。

我們會討論各種對策，其一便是放棄精確的說話方式。湯姆為求溝通更流暢，慢慢接受一定程度的不知所云，不等慢慢把事情講對，丟幾個字進來就好，他得改變用了一輩子的說話習慣。湯姆發現，有時不講究說話方式，反而更能溝通。他沒辦法對答如流，卻不失為一種方式。這對湯姆來說挺困難，他得不加思索地衝口而出。湯姆為了讓人聽懂，每件事都先想好了才開口，他在說話前，一定思索得很辛苦。我們說話前不必多想，直接就講了，而且能完整仔細地表述，輕而易舉，有如桌上取柑。今天早上，艾維在我們床上胡言亂語。**把拔講話不清楚，需要吃藥嗎？要的。你是不是因為這樣，才故意講話不清楚，艾維？沒有啊，我在發怪聲。**

三個月的期限過去，又該去看腫瘤科醫師了。我們以平常心，不抱任何希望，亦無所懼地攜手陪著對方，度過約診前的種種難關：三號巴士、走路、驗血、權衡、等待、保持冷靜，知道無論我們有什麼感覺，都不會改變結果，所以我們只能選擇自己的心情，平定地生活並相守。

結果很糟糕。（我事先便知道了嗎？吊詭的是：知識總墜落在那片已備好的土地上，雖然你從不記得自己準備過。）掃描的結果很難解讀，但情況看來不妙。好吧。咱們現在該怎做？尋求第二種意見，跟外科醫生談談看，看有無其他化療選擇，但藥效全都更烈。剛開始，我們的藥物是最先進的，我們的時間和機會都在開倒車，如果藥有那麼好，我們應該已經沒事了。開刀：而且還開了三次，那能算是選擇嗎？說說而已。湯姆的頭在最後一次手術中被挖出一個新洞，也徹底改變了我的想法。我若是一棵樹，你會在我的枝幹看到二〇一〇年四月十三日手術當日鑿下的印記，並在我的年輪上看到變異、干擾，以及生長受阻，看到一道傷痕。

看完腫瘤科醫生後，我去托兒所接艾維。我跟其他家長不太熟，這是可理解的，因為我並不熱情，也不主動。一群托兒所的家長都知道我們家的狀況，讓我稍鬆了口氣，但托兒所本身卻讓人輕鬆不起來。那是一棟現代建築，明亮、寬敞、設計美觀，有太陽花黃的波浪牆、藍漆布、環保擺設與塑膠家具，這些全匯聚在一個為未來而設的環境裡。我覺得很受不了，因為我們沒有未來。

孩子是我們最原始柔軟的一部份，由於艾維的關係，我在這裡最為脆弱。我們家的變故是隻怪獸，我沒辦法隨便放它出來，讓它接近沙坑和打扮箱。你在這裡遇到的大人都是點頭之交，所有互動都環繞著孩子。這裡不是可以正式抒發痛苦的環境，無法在自我保護的情況下傾訴，也從來沒有適當時間。我若試著傾吐，結果便會很慘，哭到講不下去，只能匆匆逃逸，數日無法釋懷。

我不需要新朋友的支持，我朋友夠多了，但我得繼續來這裡，除非我很老實，否則便得裝作跟他們一樣，而艾維也跟其他孩子相同。維持門面令人心力交瘁，但在別人不經意問「噢，你好嗎？」時講實話也不成，我盡量用最不痛，最不費力的方式應對。托兒所的員工只能做他們該做的事，他們非常盡心照顧艾維。

有時我很想對艾維解釋：

我可以更粗魯地對待一個父親快死的三歲小孩，因為你眼前的這個人，是靠壓力、意志，以及你爸爸今天能不能跟我說話等情況來支撐的。

看到你那麼活潑，而他卻半死不活，我心中何其糾結。我不知道自己為什麼沒有發瘋或瞎掉，反正我沒有。不過我們還浮沉於世地活著，將會繼續遇到許多很好與很壞的事。我沒被擊垮，我並不哀傷、沮喪、慌張，但我真的累壞了。我的視線邊緣變形，肌肉纖維羸弱，舌頭缺乏彈性，雙手無法休息。壓力造成的緊繃可能使我形容憔悴，這時我會發脾氣，並因此感到後悔。你有時會莫名地冒犯我，細微到你可能沒感覺得罪了我。你一定很困惑，這是標準的錯誤育兒示範，混雜著無助感，但真的就是這樣，而且還有更糟的。

（我想起來了，更糟的正在發生。）

首先——如果是我不對，你也並未激怒我，那麼我們要道歉與親親。我很努力在拉近發飆與親親的距離，用噓聲來警告。我很久前便學會不對你生悶氣或跟你冷戰了。我的怒氣來得急去得快，絕不會冷漠而難以捉摸，我不會讓你猜疑。

第二——我若發飆有理，而且真的被你激怒了，我們也要道歉跟親親。你看——結果是

一樣的，我們最後要彼此擁抱、原諒。

湯姆說，**艾維膽子很大，妳有時候對他好凶，可是他總是直接回嗆**。我想了一會兒答道，**如果有時我對他凶，那是因為害怕空虛**。萬一沒有人能對他說，「過來把飯吃完」，或「現在馬上過來」，或「我已經跟你講過兩遍該去睡覺了」。那他會有什麼感覺？一定會很孤單吧，我沒法忍受這點。我堅持要他坐下來吃飯、刷牙或收拾玩具，是一種維持正常作息的方式，同時賦予我們活力，我們需要看到活力。

接著我又說，**如果他會頂嘴，是因為他對我的愛很有安全感，我非常重視這點**。一位巧遇的朋友表示，就算沒有腦癌作梗，正常情況下也很容易對三歲的小孩發火。聽起來很對，可是我突然明白，我根本不知道什麼才叫正常情況，朋友走後我覺得心情輕鬆多了。

我們之間當然會有暴力，親子關係是所有關係置換的測驗場，暴力難免。艾維約莫一歲時開始會打我的臉，我不清楚是為了獲得關愛、出於無聊、好玩、想看我的反應、引我注意，或只是想知道會發出什麼聲音。這情形持續好幾個月，就像滴水穿石的酷刑，讓人難受極了。我的反應速度受費洛蒙拖累，怎麼也躲不過他的肥掌。對一個寶寶來說，艾維重量驚人，而且總是在極近的距離出手。**啪！**當我擁著他，享受他暖呼呼的身體，感受他可愛的重量時，他便往後一仰，拉開距離。**啪！**由於一次只能睡三小時，我實在不能怪自己反應太慢。我試著退後、氣沖沖地離開、跟他講理，或直接對他吼「別打我臉」，但幾分鐘之後，我又忍不住回到自己唯一想去的地方了，我的臉跟他僅離數吋。**啪！**

我現在就在艾維身邊，兩人一起看夕陽淡去。他扭身偎著我，動作漸漸收斂柔和：變得更慢了，他已經恍神了。艾維的睫毛又長又密，這是他出生後，繼他漂亮的嘴唇，讓我注意到的第二件事。他垂閉的眼上捲著好看的睫毛：眼下因玩得太凶，而泛出小塊暗影。他在托兒所的最後一週也結束了。**你這星期過得好嗎？艾維？你開心嗎？開心**。他對我半笑著，**很開心**。

真是不可思議的孩子，他的襁褓時期何等遙遠，他像都市裡的一座小島，與我們的生命如此貼近——在離我的臉十公分處平靜地呼吸著——卻又如此不可觸及。怎麼會這樣？這星期過得糟糕透頂，可怕到我無法量化的地步，不過對被藥物折騰得不成人形的湯姆而言，這週倒算平靜，沒有病痛，昏睡只偶爾會被吃飯、清醒打斷。他不太說話，會做一點點工作，但全家都在。現在是週五晚上，就要週末了，而他的孩子艾維，正輕鬆微笑著開心準備入睡。我相信艾維不會作假，孩子實在太神奇了。艾維的生命，與我們的生命反向加速，他可以獨力去應付，我相信他，他是真正的大師。

■我是個傻蛋，而且還喜歡發懶。我並不希望擁有我現在的各種角色：我得煮飯、分派工作、翻譯、編輯、照護、觀察、開車、管理日程、控制藥物、計畫、守門、擔心、輸通、陪著散步、當老媽子、組織、碎唸、當個母親。

我們的日子越過越不真實了，感覺好蠢，好幼稚。遊戲變調了，規則變得專斷，反正沒人記得以前是什麼規定，但結果是會要人命的。湯姆被扣上黑帽，有人偷偷為他下了決定，要將他送走，原因不明，他遭受歧視，再也無法跟我們一起玩了。這是程序上的問題，我們沒有上訴的權利，光是這點就令我們氣憤難當，樂趣被剝奪殆盡。我們如平日夜裡面對面地坐著，湯姆坐在塌陷的粉紅色沙發上，沙發現在也開始變成他的床了，我則坐在剩下的藍沙發上。我們還活著，跟你一樣，但死亡即將叩門。

現在是八月第一週，安迪跑來我們家住，一夥一起到漢普斯特公園，緩緩步上小丘，朝飛翔的風箏走去，駐足觀賞。湯姆坐在長椅上，臉仰向天空，我們其他人像被熱氣擊倒似地躺在草地上。艾維輪番撲到我們身上，安迪和我用腳推著他，讓他滾下山丘，並替他搔癢，直到他放屁。

可是接下來的幾天，事情接踵而至，似乎看不到盡頭。先是湯姆的身體在既有的問題外——癲癇、疲勞或言語障礙——還偶爾出現其他意外狀況。他在腹瀉時拉出鮮紅的血，雖說沒有太不舒服，但光是這樣，便足以讓我們殺去醫院了。我很阿Q地自圓其說——這不過是肉體的血與糞便，又不是壞掉的腦袋要支使第二隻不聽使喚的手，醫院最會對付肉體的問題了，他們一定得隨時處理來來去去的狀況。於是我們七手八腳地辦了住院，但 切尚在控制中，第一晚還開開心心地傳簡訊。**所有程序進行中！他X的還不錯**。健保局安排我們住到城裡一處很不怎樣的地方，但我們兩人都睡了一下。第一晚確實如此，我連睡七個小時，想不起自己多久沒睡飽了：彷若一記醒神的鐘響，或剛洗好摺妥的毛巾。不過第二天我去醫院探病時，湯姆渾身疼痛，好眠之夜便泡湯，不再有了。到目前為止，我們都沒遇到疼痛的問題，應該不是藥物的關係，腫瘤雖然作梗，卻不痛。

醫生們猜是食物中毒，剛從伊索比亞回來的安迪在湯姆生病前一晚為我們煮魚，他都快瘋了。艾維因為吃魚而脹氣。**把拔把所有紅魚都吃光了嗎？**第二種猜測是感染，所以只好將湯姆隔離起來。湯姆在醫院住了六天，雖然疼痛，但流血和腹瀉都減緩了，整整六天，他獨自待在小如牢房，漆成乳白、松綠、淡紫色的病房裡，房間窗戶斜望著南敦倫尾端，模糊而醜陋地延伸至地平線。

醫師在做過各種測試後，判定為大腸炎，是可治之症，而且病情似乎自行好轉了。病根雖無法確認，但倍受腫瘤壓迫的腦，在承受病痛的壓力時，可能會突然崩潰。腦的代謝很快，此時卻餓著肚子。湯姆變得膽怯、沒有自信，才短短六天，便思路混淆，語言退化嚴重，士氣前所未有的低盪。大部分時候，湯姆都能找理由為自己打氣，他很有活力，我們全仰賴這點，湯姆自稱是「力爭上游者」。然而這星期五，他明明可以出院了，我們卻還得極力勸服。他怕自己沒法爬上家裡的樓梯，或自己下床；抱怨還得換衣服、上車，他不想走。

我假裝不動聲色，抑制驚詫的語氣，但我心臟卻在胸口狂敲。怎麼回事？他變了。

有件事極度困擾我，湯姆不肯看我，在窄小的病房裡，他竟然不肯直視我的眼神。他聲音呆滯，毫無生氣。**我在這兒呢**，我不斷地說，**哈囉，我來了，看我呀！**我粗魯地在他面前幾吋揮手挑釁，因為我好害怕。**我這麼努力想把你從醫院接走，至少你可以看著我吧**。我告訴他，他有斯德哥爾摩症候群[32]，醫院就是擄走他的人，可是湯姆對這個玩笑毫無反應。我們非離開醫院不可。

我提醒他，他有多麼想見艾維。老實說，他現在實在無力應付艾維，但我們對孩子的愛，應該是普天下，永遠立於不敗之地的刺激方法吧，於是我只好那麼說。

優秀的護士都很懂得察言觀色——感謝她們的守護。護士席拉看出問題了，便與我合力勸說。住了這麼久的醫院，等你再次感受臉上的清新空氣，等你回到自己的環境，感覺就會不一樣了。我們送你回家吃正常的食物，你可以回家做一點工作。所有朋友又都可以開始來

---

[32] 斯德哥爾摩症候群（Stockholm syndrome），指被害者對加害者產生情感。

看你了。我不知道席拉怎麼想，但說這番話時，我覺得像在騙人。不過事實真的是這樣，我們說的每件事都對了。最後湯姆終於慢慢走出病房，他臭著一張臉，像敵人一樣地避開我。我發現我還沒把他的行李擺好，轉身去幫他前，他已鑽到乘客座上了。這是個好兆頭，我興奮地像一道騰著泡泡的河流，不斷說話鼓勵他。我開車離開醫院繞往象堡，吸納著天堂般的新鮮空氣。離開時，我可以感覺身邊的男人慢慢回來了，車子繞行圓環時，他已漸漸甦醒，等我們離開高速公路交會點，朝家裡駛去，他的身體在座位上放鬆，轉下車窗，說道，**噢，真好。啊，真好**。

我們離開醫院前，席拉將我拉到一旁討論湯姆的新藥。他入院時只吃兩種藥物，抗癲癇藥和類固醇，早晚服用。現在她給了我八種藥，封在一個綠色塑膠袋裡，並附上一張服藥指示表，我知道依湯姆目前的狀況，絕無法按時吃。我慌了，在醫院裡不能罵「幹」，醫院不是講髒話的地方，雖然那個在湯姆病房外大呼小叫的老頭經常罵「幹」，但那是他的特權。老頭病床上的牌子用鉛筆寫著佛爾斯·里斯克，我們都這麼喊他。如果不乖乖吃藥呢？那就慘了。慘了是什麼意思？

雖然以後一定會有更多狀況，我無法假裝能應付自如，但我想，現在我對未來約略有概念了。至於我有什麼感想？一切能說的都用同樣或不同的方式說過了，而且也可以再用其他方式重說，雖然具撫慰效果，但無法治病。對於湯姆失語的事，我無法輕鬆帶過，**噢，只是一些字罷了**。這本書裡有八萬八千兩百九十八個字，但失語根本沒什麼，連開頭都算不上。

■

才中午，我就已經不支上床了。表面原因是疲累，實際上我是氣極敗壞，受夠了，不玩兒了。我們的坐標全亂了。我認為圖表上的三個點可以產生對話，一對二，一對三，二對一，二對三，三對一，三對二。三點造成一個簡單而略為複雜的系統，能有些延伸。若把三個點連起來，便能畫出形狀：一條邊做底，另外兩邊是支撐，或反過來看，像一個基本的帳篷構造。

兩個點則成了：一對二，二對一，一對二，二對一，無止盡地來來回回，像永恆的回聲一樣，令人發狂。你若相連兩點，會畫出一條線。線是穿越空間的一個點，雖有寬度，但主要是延伸。線條不是形狀，不是二維空間。你若在線上重複畫著，一會兒之後紙便會破掉了，線條是很脆弱無力的，從任何角度去看都一樣。昨天我們跟腫瘤科的B醫師有場重要會談，談論一個月來總結的問題。這陣子我們比醫生還早獲悉一切，她的檢驗只是確認我們知道的事罷了，這是很自然的事，畢竟生病的人是我們，而且還病了那麼久。

一整個月來，我們目睹改變成形，看到劃分疾病與健康的界線叮叮作響，發出綠光，柔軟而富彈性地圈繞著，勾勒新的病況。**還有這個！當然啦！還有這個！你們該不會以為能躲過吧？**每件事都有副作用，藥物像新的痂疤，在原有的病痛上增添新的問題。四肢無力，因為類固醇劑量太高。倦怠是「每福敏」㉝或化療造成的。手顫抖表示抗癲癇藥需要調整了。腳腫是因為糖尿病，腹瀉是大腸炎，說話困難是類固醇太低。這是個錯綜復雜的病，我們昨天跟腫瘤科醫生談什麼？我寫了一份清單，逐項列出十二點。

我們按步就班地照我的小筆記操作，當對話變得更有趣，或提前跳開時，才會偏離主題。我們有一大堆資訊需要匯整，重述著各種事項、抄筆記、仔細聆聽。我們還是很尊重事實，我們的專注力，強烈到可以把事實碾成碎塵了。

醫師第一次跟我們談起「癌思停」㉞，這個藥兩天前才登上頭條——我是不是讀過？我什麼都不讀，文字像輸送帶上的物件般從我眼前掃過，有時會鑽入我腦裡。我對資訊的接收向來敏銳，現在則變得超感官了，我是一種新的存在形式，能聞出自己需要什麼，不看也能知道。當然了，我不會有意識地去閱讀，因為我的專注力削弱到無法吸收摻雜在一段段文字裡的資訊，那是老派的做法。過去兩年我被訓練得超先進，我們兩人一起站在時代的前端與邊緣。

癌思停可能是用來對付湯姆的癌症的下一種介質，「藥物」一詞竟夕間從我們的辭彙裡消失了，被更先進的「介質」取代了。藥物不好，介質很好。勝算不大，但不妨一試。美國有核發執照，但英國沒有，癌思停需要「基層醫療信託」㉟的特別配給，B醫師會寫封信說

㉝每服敏（Metformin），降血糖藥物。

㉞癌思停（Avastin），標靶治療藥物。

㉟基層醫療信託（Primary Care Trust），屬於英國國民醫療保健服務系統，於二〇一三年的醫療改革中，為醫療委員會小組（Clinical Commissioning Groups）所取代。

明湯姆的病況。我終於想起那個標題了，那是我在地鐵上，從別人肩後看到的——癌思停單次療程費用，兩萬一千英鎊。

■所以，大家像觀光客般地跑來跑去，八月的最後一週有如小型地獄，朋友們和專業人士全都聯絡不上，我們三人像搭著一架競賽用的小型橇，立在奧運場上的高頂，可惜我們都是業餘人士。

八月分從頭到尾有如一片指定災區，日曆上標示著擦傷、疤痕的日期，一一被劃掉了，偶爾還用筆草草寫下緊急要項。八月初，醫院這個偌大的城邦來了一票新醫生，他們造成的動亂一直持續到月底，直至去海灘、法國山區、克羅埃西亞的老手們紛紛返回，接應九月新病患的入院潮後，才算平息。電子郵件擱置不回，簡訊沒人傳達，時程改了又改，便條貼不翼而飛，問題在空中飄盪。這期間，在醫院外，無法觸及一切的我們，只能自求多福。我們三人被各種震盪衝擊嚇得哇哇大叫，還有差點把我們甩出小型橇外，突然加速的窄小斜彎，我們骨斷皮裂，可是後頭總還有更糟的。短短三週內，我們三人輪番住了幾次院，犯癲癇、腹瀉、失語、扁桃腺炎、腳腫、喪失行動力、士氣消沉、數度叫救護車、中耳炎，還去度了假——一切總發生在假期中，但我們不是觀光客，我們緊緊拎著自己的命出遊，家裡什麼也不剩。

我們要去諾福克（Norfolk）的一棟磨坊，這棟有圓形底部的獨立建物並無風車翼板，磨坊像駐立於地的調查員般，望向大海。我們跟著其他幾個夏末都還沒去任何地方玩的家庭同行，我一直到了諾福克才跟艾維說我們要做什麼，因為我怕中間有變數，不想讓他失望，不管他對假期有何期望。

登上七層樓的磨坊，可眺望綿延數英里的土地，磨坊頂端是機器內部——一架沾滿鴿糞和灰塵的巨大磨石。往下走，下一層能夠住人的樓層裡有鐵床，可以讓人像死掉的騎士般僵躺著，還有掛了簾子的窗戶，湊合用的窗簾歷經數十年的日曬早已褪色。每往下走一層樓，就變得更舒適，二樓相對豪華：有暖氣、加框的水彩畫、床頭燈、地毯和巨大的深色木製家具。大部分人都住在這層樓，小孩子則往高處冒險，互相嗆聲不怕黑，不怕鬼和蜘蛛絲。這裡的毯子和陶器多到夠一座小型野戰醫院用了，若是爆發戰爭，待在這裡倒是不錯。生活起居大多在一樓的圓形大房間裡進行，古時家庭生活該有的都一應俱全了，房中擺滿沙發、遊戲、小風琴、桌子、墊子、紙牌、鋼琴和書籍。

我們抵達次日早晨，湯姆便嚴重癲癇，我們在當地醫院找到杜娜塔醫生，我並不喜歡她。醫師穿著黑服，帶著菜色的圓臉、鬆垮的軀體和圓臀，讓她看起來像三顆球堆成的悲愁雪人。在整個討論過程中，她的雙臂交疊，對我十分抗拒，顯然寧可待在別處。湯姆經過一整天後，到了週一晚上九點，情況已經好多了。瑪莎陪著我，我跟醫師爭論著湯姆該不該出院，因為院方想做的任何事，可以等湯姆回倫敦，重新與深知他病況的醫生群聯絡後再說。

我們討論很久，我一直搞不懂雪人醫生的重點在哪裡，雖然她非常堅持。不行，他非住院不可，太危險了，他很可能再犯癲癇或出新的狀況，也許是電腦斷層掃描上已見過的問題，總之我們需做進一步觀察。我這個做老婆的屈居劣勢，雪人醫生享有醫學專業權威，搞得我們進退兩難。

這間醫院十分混亂無序，隔壁床一名穿紙內褲的波蘭人在我們討論時不停大吼大叫，摔在地上好幾次，還開始胡鬧地伸手抓我們的簾子，並出聲咒罵。我對波蘭語的髒話再熟悉不過了，便為瑪莎翻譯，雪人醫生自己也聽得懂，她被罵慘了，搞得她很惱火。當波蘭佬狀似要跳到湯姆床上時，醫師不斷呼叫護士來。留在這裡才危險，逃走乃上上之策。

這裡好吵，鬧得我腦袋發昏，越來越聽不懂醫生的話。湯姆尚在復原中，根本無法聽懂她的論點。他看起來突然變得好脆弱，雪人醫生無法簡要合理地說明相關風險，讓我們做選擇，我發現這表示她的論點並不成立。最後我終於說道，**夠了，我們要離開**。我們在一張綠表格上簽名出院，自願承擔所有出院後的風險。在走廊等待時，我發現女生的病房十分有紀律，男病房則猿猴橫行。

護士寇蒂絲在波蘭佬的國罵聲中，聽到我們整個談判過程。**我覺得你們這麼做是對的**，她慷慨慈悲地關愛說，我們看著她，突然覺得不再受傷糾結了。護士快速奔過空盪的長廊，找輪椅送我們離開。我們感激地看著她的背影消失在拐角邊。

我們一回到磨坊，輕微的癲癇便一波波發作，藥物完全控制不了。湯姆說話時不住顫抖，掙扎了好幾分鐘才恢復過來，緩慢地串起句子。我用手機拍下過程給急救服務處的小姐看，一邊觀察病情走勢。這一刻非常緊張，糟糕至極。時間已近子夜，事況發生在圓形房間裡，加上我在電話上解說，孩子們聽了一一悄悄從沙發、書本旁撤退，同時一邊小心翼翼回頭瞄望。小時候遇到狀況，我也會這樣——在留下來觀看或逃走之間拉鋸，因目睹大人可悲不堪的一面而感到尷尬震驚——但願不是這樣，我希望他們留下來看實況。孩子們在樓上臥房，彼此間都說些什麼？也許什麼都沒說，因為太可怕了，不想講，或低聲試著為幾個年紀小的孩子解釋。反正無所謂了。

我快要失去你了。

是的，我知道。

第二天我們竟然就沒事了。我泡在海裡，湯姆在沙灘上睡覺曬太陽，艾維在附近玩耍。空氣像低熱度的吹風機，吹送溫暖悅人的輕風。低海潮的海水與空氣一樣暖和，但棕濁的水面混著沙土。暖意頃刻間便把我們烘乾了，與海水奇異地融合在一起。我、瑪莎和阿毛一起游泳，三個人的頭冒在水面上。突然間，第四個人出現了，是個孩子，游得很近。我很訝異這孩子突然打哪兒冒出來？男孩看起來怪怪的，戴著灰黑色的帽子。我看到他的側臉，才認出是隻海豹。牠抬著頭，好像人類，海豹看著我們，肩膀斜在水浪下，我忍不住哈哈大笑。海豹揚著小狗般的嘴鼻和鬍鬚想玩，牠朝瑪沙游去，一對黑眼閃閃發亮。我們四個一起游泳，過癮極了。我們像四個玩在一起的人，但其中一位是摘掉面具的演員。海豹消失了，牠可以自在狂野地游過我們，我們檢視腿部四週的水域，尋找海豹的蹤影。

■ 有時某些天探病的人加起來比平時多，某些天也許幾乎沒人，但那種情形已好一陣子沒發生了。今天也是有一大堆事要做，你得知道，疾病是貪求無厭的。

艾維早上六點醒來，我從來沒法改變他這個習慣。他瘦小纖冂的身體裡，有個時鐘在反抗我。艾維帶著睡意從他房間衝來，彷彿後面跟著一群小小的夜妖。他鑽到床上，依偎在我身邊，放鬆地露著微笑。如此永恆綿長的時刻，長到足以令你思索——他會睡著嗎？拜託睡吧——他會肯讓我睡嗎？但他從來不肯。這只是前奏而已，他開始扭動，然後翻滾轉身，拿他的鐵頭在我頭上磨蹭，就像長角發癢的小鹿，先是輕輕地蹭，然後加強力道，連手掌腳趾和手肘都加進來了，他全身的重量開始把我弄痛。貼近還不夠，還想瞭解我神秘的身體，他非要在我體內蹭出一個自己的空間不可。我雖然很愛跟他一起待在床上，但我還需更多睡眠，所以早上總會起衝突。我是湯姆和艾維之間的緩衝器及墊子，湯姆的睡眠太珍貴了，不能受干擾，但湯姆無法避開艾維的波及。我氣極敗壞地把艾維拖出房外，氣到嘴巴發苦，硬把早餐拖到七點鐘，這種事每早都會上演。

上午九點半，心理支援團體的社工瑪莉，準時來到門口，拿著各種從上星期探訪後衍生出來的練習，和一根在三天內，為湯姆量身訂做的拐杖。我們嘖嘖稱奇，沒料到她會出現——因為約定常遭取消——但我們很歡迎她。接著十點鐘，珍妮和她兒子艾列克來了。艾列克是個乖巧的七歲男孩，是艾維的好友，很懂槍枝炸彈及其他有趣的東西。今天學校放假，一堆人跑來找艾維玩，因此艾維跟我們全忙翻了。為了這次聚會，珍妮做了一盤很棒的叉紋薄皮派，大夥圍著派餅，讚賞不已。

既然大夥來了，我就可以離開去辦雜務了，今天的工作是去倫敦圖書館和電腦門市。你不會相信我的動作有多快，我像一道導引雷射，在城裡四處奔走，低調到近乎隱形，連閉路電視都拍不到。我可以中途改道，臨時變卦，在重要事務上心神恍忽，中午十二點半前，我辦好事回家了。察爾斯送了午餐來，瑪莉已經走了，所以現在有六個人。

下午兩點，F醫生過來抽血，順便聊一下。他雖然常到我們家，但我們還是很訝異，本世紀的倫敦竟還會有家訪。他是一位模範家庭醫生，將醫院的照護與居家做聯結。湯姆想睡了，他的專注力在下午通常變得很差，其他人都出門了，察爾斯回家了，珍妮和孩子們去公園。離院支援團隊的魯絲下午四點抵達，來測量浴室的扶手。她有種可愛慵懶的氣質，使用量尺的模樣像從沒見過這種東西，她像拿棍子似地，朝要丈量的東西揮著，從不彎身仔細去量。她在瓷磚上草草地打上類似吻痕的紅叉叉。湯姆在睡覺，所以沒遇見她。艾列克和珍妮帶著艾維回來了，艾維也睡著了，因為時間已經晚了。

五點鐘，鮑伯跑來幫我安裝今早買的聲控軟體。湯姆醒了，也來摻一腳，可是他們裝不好，只好發電郵到中美洲的服務處詢問，但沒把握會有回信。艾列克和珍妮走了，留下艾維。艾維醒了，正在看電影。接近晚間七點時，里查跑來送畫，是一位藝術家朋友借給我們的，不急著還。里查因為第二天要去義大利，連大門都沒進，所以不算訪客。

艾維這會兒累了，脾氣不好，我在床上念書給他聽，但寧可去陪在樓下弄軟體的湯姆。門鈴響了，是堤姆，時間七點半，堤姆幾乎天天來，他也一起幫忙裝軟體，然後為艾維讀書，艾維從他口裡聽到第二個更生動的故事，這回還加了有趣的聲腔。堤姆得走了，十分鐘後，瑪麗安娜來了，她晚上會來幫我。瑪麗安娜忍不住跑上樓，於是艾維又聽了一個故事，你根本沒辦法拒絕這個粉嫩誘人的小鬼。我出門去，做什麼我忘了，兩小時後返家，瑪麗安娜已經離開了，家裡又剩我們三個人，其中一人睡著了。現在晚上十點，十一點剛過，我也跑去睡覺，留下湯姆，這一整天的節奏都繞著他的身體打轉。湯姆獨自醒著，準備開始幹點活。

■ 科技如何轉化疾病一

這是湯姆在語音識別軟體「Mac Speech Dictate」的協助下，寄給我的第一封信，這是一個勝利的報告，湯姆、堤姆和我聽到那溫和的語調都很開心，也非常期待。

我親愛的

同伴們和我一起口述這個停止真的很棒。我們會需要一些幫助這件事還有電腦記憶體我搞錯我不是故意讓她一直耳鳴基本上她耳鳴都我的聲音我聲音速度還可以他們還跟得上我的想法這樣才能行得通不過我得再加把勁所以先拜拜啦他喜歡講些五四三的

愛你們的湯姆

科技如何轉化疾病二

我們在客廳裡，湯姆試圖寫一篇文章，他多半默默工作，可是當他遇到拼不出來的字或片語，便大聲說出來，電腦便會將它轉成文字，沒辦法直接了當。

就我的觀點⋯

⋯⋯

基本上⋯基本上⋯基⋯本⋯上⋯

⋯⋯

更有甚者⋯⋯甚者

⋯⋯

在⋯⋯享受⋯⋯享受⋯⋯享受⋯⋯噢我的天啊⋯⋯享受過。他戴著耳機，大聲強調地說著，每重複一次，就更大聲。我還不習慣，老以為他在跟我說話。**什麼事，親愛的？**

再一次⋯⋯再一次⋯⋯再一次⋯⋯再一次⋯⋯再一次⋯⋯

簡直像貝克特的詩劇。

科技如何轉化疾病三

我在樓上，湯姆在樓下寫東西，他用手機打電話給我，**公平嗎？**他說。**我會發電郵給你**，我說。我寄信給他，不過在「主題」欄上寫著「公平嗎」。他沒即刻收到，於是又不耐煩地打電話來，一下都不想等。我又發簡訊說「公平嗎」，因為一再重複，字拼得亂七八糟，我不懂其意，卻知道怎麼拼，他了解其意，雖然拼不出來。**謝啦**，我聽到樓下音樂聲中傳來隱隱的感謝聲，我們兩人都沒離開自己的椅子。

科技如何轉化疾病四

字母P消失了，我們像活在喬治．佩雷克[36]的小說裡。湯姆想寫Blue Peter[37]的名字，他把Blue寫出來了，但Peter寫不出來。P，pasta，peach和pear的P，究竟要如何形容

[36] 喬治．佩雷克（Georges Perec，一九三六～一九八二），法國知名小說家，其長達三百頁的小說《消失》中，完全未使用字母e。

[37]《藍色彼得》（Blue Peter），首播於一九五八年，目前為全球播映時間最久的英國兒童電視節目。

P？湯姆從不發脾氣，非常有耐心，雖然我們錯字百出，處處落漆的對話，對他跟我的耐性都是一大考驗。我幾乎也不會生氣，因為我有更多字彙可用，而且我會揚聲喋喋不休地設法解決。

要找出諸如此類的字實在非常費神，外人一定無法理解，不懂我們在幹嘛，到底有什麼問題。**讓我自己試**，他說，意思是別告訴我第一個字母。字母就寫在他電腦上端的紙膠帶上，通常告訴他單字的第一個字母便能解決問題。**V、T、S……不對，你知道國際拼音代碼嗎？Papa的**P？不知道。他沒法回應，或想不起P。接著他靈光乍現地直接在Google上打——**電視兒童節目旗號**。他知道Blue Peter的雙重涵義，既是電視節目，也是一種海事訊號[38]，這點絕無懷疑，他知道如何打出這組字。Blue Peter！找到了！這是一篇談論一六六二年，薩恩勒丹[39]畫作《聖瑪莉教堂》的文章（The West Front of the Sint-Mariakerk Utrecht），文章寫好，也準時歸檔了。

一天只有二十四小時，還得顧及艾維，「找字」這檔事把所有其他事擠到了邊陲，外界幾乎不存在了：沒有政治、沒有人道主義問題、沒有謀殺、沒有科學突破。智利有幾位礦工奇蹟式地被人從地底，一個個從衛生棉條般的管子裡拉出來，之後，世上就只剩我們了。

■

專業人士紛紛跑到我們家，先是慢慢來，之後一批批來，擋也擋不了，最後會把我們淹沒掉，或我們乾脆搬出去算了，看哪樣比較快。這些人都是醫護業者，這表示有好有壞。每個部門第一次接觸時，都會帶好幾頁的問卷來，我很訝異湯姆竟能如此樂天地應付他們。大家都知道湯姆容易厭煩，何況是官方表格。他要挖苦還是可以，但他選擇不那麼做，反而極有風度地接納各醫學專家、物理治療師與社工人員。我漸漸明白，指派人員來幫我們，這整件事本身就有問題。我們顯然需要協助，我們的狀況雖異常，但並不罕見，家逢變故，國家出手介入，以各種程序處理。可是幹嘛叫一堆陌生人到我們家？由一群不瞭解我們及我們感受的人來照顧？我真不知該對這種想法做何反應，因此只好保持距離。

---

38 在國際信號旗中，Blue Peter是中央有白色方塊的藍旗，意為「船可以啟航了」，又稱為「離港旗」。

39 彼得·薩恩勒丹（Pieter Jansz Saenredam，一五九七～一六六五），荷蘭建築畫家。

專業人士成了家裡的新觀眾，到底有沒有講完的時候啊？湯姆因為對自己的問題尚未感到厭煩，還能開開這件事情的玩笑，但我呢？湯姆要面對異乎常軌的腦，說話的差異與脫勾，許多片語和狡獪的變化。湯姆得不斷設法，巧妙地避開困難，但困難會不停轉移，逼得他必須更加機敏。有時我會誤以為家裡有兩個男主角。擅長智取，戰勝自己的湯姆，也知道何時該放棄，靜坐一會兒。他那位待在灰色角落裡的敵人——大腦——變得越來越厲害、殘暴、冷血、狡詐了。「狡獪」一詞有快速之意，不適合描述尋找字彙的過程，一般像「混沌」、「停頓」、「延遲」、「迂迴」或「摸索」等詞應該會更貼切，因為聽起來都不快。不過尋字的過程的確是反覆無常，某些替代辦法有如變魔術，遇到難題時，還得發揮異想天開的本領，擠出偶爾正確的字眼。所以還是應該保留「狡獪」的說法。

專業治療師馬汀來了，他在各方面都令我們驚豔：舉止、身體語言、幽默感與親和力。他問我們關於走路、理解力、飲食、講話、吞嚥、穿衣、如廁、小肌肉運動技能、湯姆實際的寫作狀態，以及如何寫作等問題，他想知道許多細節。聽著湯姆的日常解析，讓我想到理察．斯凱瑞的《最棒單字書》[40]，艾維非常喜歡這本書，也是我的最愛，尤其是勾勒熊熊穿衣吃早飯的那幅跨頁，點出了所有美國人早上使用的物品：長褲、拖鞋、牙刷、牛奶、楓糖漿、鬆餅，有開心的繪圖與拼字。如果需要重新學習，這本書會是很棒的輔具。但問題不在重新學習，因為這不是一個跟康復有關的故事。

Rit. Ritard. Ritardando[41]。湯姆爬樓梯的能力並非日益衰退，而是像單一事件般地拖一段時間。往樓上臥室的樓梯又彎又陡，我用耳朵測量他的步履間隔，覺得停頓越拖越長了。屋子的結構、接縫與嘎吱作響的木板，記錄並放大了他的艱辛。我這樣聆聽幾個月了？尤其當我上床後，湯姆才上樓時，聽得最是清楚。我知道艾維醒著，他也聽到了。我的心咚咚沉跳，腦袋充血。我是自知已無退路的困獸，蓄勢準備一躍。**他能爬上來嗎？**心臟在胸口敲擊，當他來到樓梯頂端拐角，最難爬的一階後，我的心又放鬆下來了。他總是能做到，不會摔倒。只有當他自己決定不再嘗試，只有在那天到臨時，我們才會在樓下幫他設床。我若能

---

❹⓪ 理查・斯凱瑞（Richard Scarry，一九一九～一九九四），美國當代最具引響力的童書與插畫作者之一，作品包括《最棒單字書》（Best Word Book Ever）等。

❹❶ Rit. Ritard. Ritardando，義大利文音樂用語，漸慢之意。

理解慢慢爬樓梯這件事，艾維也能懂。我從不會小看艾維的聰慧，我若看輕他，結果總證明是錯的。

馬汀是外援團的一員，為我們帶來了扶手、浴座和調床器。他跟湯姆緊密合作，設法幫湯姆把難以控制的力氣發揮到最大。馬汀在我們床上為湯姆示範不費力的下床技巧，湯姆試過後，根本做不到，而且覺得很滑稽。接著他為馬汀示範自己即興的起床方式。先背躺在床上，雙腿彎曲，兩手緊握，像在岩壁上抓緊一條救命的繩索，然後來回以搖動脊背，借力轉成坐姿。過去我在早上看過很多次了，馬汀從沒見過這種違反直覺的做法，他親自試過後忍不住大笑。接著換我試了，他們兩個也哈哈大笑。我們在被陽光照亮的微塵中，重複我們荒謬的演練。**第一步，下床**。

我們家不是平房，而是一棟三層樓的小房子，從樓頂到外面人行道，有三道總計三十八階的樓梯，運氣挺糟的。我們買下房子時，想把頂樓當成書房，家裡有一半的書都是湯姆的。中間樓層有廚房、客廳和我的三張沙發，其餘的書放在樓下通風走廊上，艾維和他的玩具可以安靜地待在那兒。三人和諧相處：一人一層樓。但真實生活裡，艾維在頂樓、中間及底層，而我們則住在他的周圍。

今天湯姆說話很流暢，雖然已經下午兩點了，還是不錯，通常這是情況最糟糕的時段。湯姆很喜歡馬汀的陪伴和連串的發問，也很感激能深入去探討問題。馬汀也會做復健，我看過好幾遍了。**推我的手，盡量用力。把我的手臂拉向你，你可以碰你的鼻子，然後再碰我的手指嗎？很好，很好，用大拇指按順序觸摸每根手指。你可以皺緊眉頭嗎？很好、太棒了。**我心想，有一天你也許無法碰觸自己的手指，手只能停頓在半空中，或在收回時錯過自己的鼻子，也許我會目睹這種情形，但願不會。

在家裡，除了馬汀及社服單位的服務外，生活隱私的事，就得仰賴朋友們的創意了。社服單位在我們家四處安裝扶手和手把，他們只管健康與安全的事，但湯姆發現，從樓梯繞進臥房的平台台階走起來十分艱難痛苦，因為他的手臂沒力氣拉身體，大腿又無力攀上階梯。我們需要在臥室門上裝把手，而且門必須往能後推，以承受他的重量。這對國家單位來說太複雜了，病程進度比他們想像的快。於是約翰帶著工具箱跑來研究這件事及家中其他障礙——包括樓梯頂端、走廊上的三個台階，以及床的高度。湯姆和約翰檢視每處不便，約翰在每個地方安裝把手，或牢固地裝上像登山者垂降用的固定器。所有障礙一旦出現，便須克服。**第二步，進臥房**。這是生活中勢在必行的事，否則我們便慘了。約翰和我嘴上雖然沒說，心裡卻明白，這些只是本週暫時性的解決辦法，裝備是為了對付暫時的問題，而問題會很快惡化，解決辦法到時反成為多餘，牢固的裝置會變成障礙。

日子一天天過去；單一，水平的日子，每天都像一片玻璃。我們可能花兩週時間，弄出一個只用一次的解決辦法，或用一個星期做出一項巧妙獨創的裝置，但在完成的前三天，就已經沒法用了。我們活在急速的通膨裡，一天花雙倍力氣，第二天再加倍。由於所有功夫都是白費，我們只好更加努力。我打電話詢問昂貴的樓梯升降機價格，因為湯姆很想要一個。升降機對他會很有幫助，但那只是現在、今天能幫他爬上**這道樓梯**而已，等三個月後升降機裝妥時，我可不知道什麼能幫他了。

只要我們不去設想未來或過去，便能輕鬆地找到平衡點，維續下去，槓桿的支點就是世界。在風雨飄搖的日子裡，我們有專案後勤大軍的支持，為我們執行社服照護的配套。外人一定覺得我們的狀況很危急，朝災難傾斜。我知道他們會出手，但我對他們的干預頗為木然，他們只會重複而了無新義地對我說，**一定得想點辦法**／我沒其他解決辦法了／**你們需要幫助**／這不是解決之道／**一定得想點辦法……**

他們派人照顧湯姆，一次半個小時，每天三次，一週三天，我們的門廊上裝了一個鑰匙保險箱，讓陌生人隨意進出。我盡量不讓艾維涉入，我知道事情會很難搞，即使只看書面，都知道計畫行不通，我趁艾維在托兒所時，登記了幾天的照護。這些人員並非都不好，但也未必每位都好，他們讓我擔心的事爆增數倍。我們必須在短短三十分鐘內彼此認識，如果所有客戶都是魚，半小時內我們可能就會被餵飽，而魚缸也清乾淨了，但這麼短的時間，根本來不及瞭解湯姆的需求，這套系統不容許充裕的時間。在約定的照護期間裡，我們被摘要成近乎白痴的公文術語，列成一份專斷的指示。**第十三點，把客戶安置到電視機前**。太瞎了。

我盡可能去喜歡某些照護人員，克萊拉、芭芭拉、尤瑟夫，但我從不知道他們什麼時候會再來。這個系統充滿不安，我無法認識他們的性格，或確信他們到底來或不來。他們唯一的共通點是，都只受過簡單的訓練，照護計畫的規定是為我減輕壓力，賦予我離家的自由，結果卻搞得我更不敢離開，因為我是最後一道防線。

兩週後我準備取消申請，我受不了了，這會毀掉我們。兩年來，我們的自治區一直是個被愛緊緊守護的奇蹟，我們未受損害，仍無法被攻克。如今我們的核心受到攻擊了，癌症並未破城而入，攻擊我們的是人。其中一名照護人員揚聲跟湯姆講話，彷彿當他是老人。有一個硬將他弄醒，完全無視我留在門口，拜託她別將湯姆吵醒的紙條。有位照護員搞不清湯姆的名字，一個出門時重重摔上樓下的門，我們家的鎖不是很穩定，這位大姊沒回頭檢視，留下敞對著大街的門。

我人在樓上，一會兒後下樓拿東西，走廊上光斑點點，輕風拂過我的面頰，滿街秋意與葉影在門毯上侵踏。真是夠了。我們對每個問題都設法向前看，但無法預見的事情越來越多了，我知道自己若沒下樓，任何人都可能進來，說不定家裡只有湯姆一個人。我們受到破壞，遭到入侵了。我變得毫無重量，也不感覺餓，脆弱灌滿了走廊，將我排擠出去。空氣閃動著，像有靈的活物，陽光舔在牆上，一路越過地板，朝我光裸的腳丫子竄來。門外是世界的邊緣，我們大剌剌地敞著，中間什麼都沒有。

翌日早晨我醒時，眼角底處見到了光，警告性的白光無法控制地閃動著，在我的視野邊緣爆開來。

■我們跑去社區公園，湯姆沒有同行。一種明晰的模式出現了，親友們跑來看他、陪他，一會兒後便示意想跟我到一旁，私下談談湯姆的狀況。正如他們所說，湯姆現在無法跟人做太多交流，他太倦了，我最好習慣這件事。雖然這是新狀況，感覺卻像新的背叛，我成了湯姆的代言人，但我沒有湯姆的腦子，只是個冒牌貨。人們試圖透過我來接近他，便注定要失望。

社區的花園原是公園高處一棟舊房子的花圃，有一部分仍立著原有的磚牆，高約二十公尺。所有以前的骨架，冰冷的結構、花房、小徑和果園本已破舊不堪，後由志工重新組裝。過去二十年來，志工們有志一同，無私而自由地維護這片花園，不完美也不加掩飾，大家合力勤耕。花園有個非常貼切的名稱，處處可見豐富的園藝知識，且有種未加規劃的率性，頗具波西米亞風的植物生長得非常繁茂。

公園外的草坡往下斜去，像剪過的粗短麥桿，但乾粗的草地在大門邊便乖乖止步。花園內的地面翠綠得嚇人，入口附近還有三座植被極美的小丘，為花園增添麗色。今天下午的天空灰沉，飽含雨水。天色將牆圍內的色調染得格外飽和，巨大的蓖麻綻出酒紅的花朵與黑色豆果。每個角度都是斜的，每道曲徑邊緣都飾著瓷磚、植盆、磚塊、鵝卵石、貝殼、木頭等等之類的東西，沒有重複的圖案，線條彼此互不相銜。標示上用飽溼的馬克筆寫著「手工藝」，牌子還放倒了。

小黃瓜的蔓鬚隨性地捲上溫室的屋頂，黃色的節瓜花和豔麗的葫蘆在坑地中一捆捆的溼麥桿上茁長，茂盛的胡椒樹、玉米和各式種類與辣度的辣椒，堪稱本地的驕傲。看來我是太少來這兒了，此處真壯觀，果園裡有老梨樹、歐楂、榲桲、蘋果和其他我們叫不出名字的果樹，雖然朋友們已經懂得比我多了。在一片神奇的小天地中，搖曳生姿的紅花菜豆向上鑽去，串起了頭上的樹蔭與底下的地面，菜豆的攀繩已被銀色的罐頭蓋磨到了。經過遊客一整天的擦撞與蹂躪後，傍晚潮溼的空氣中充滿了刺鼻的香草味。我們坐在野籽區池塘邊的厚板子上，這裡的植物跟所有其他地方一樣，種得相當緊密，在兩平方公尺大的地盤裡橫生豎長，雜陳無張；黃的、紅的、樹皮、瓷磚、磚頭、黑的、盆子、木板，我茫然地望著，心神幾乎飄離肉身，但我真的把細節全看進眼裡了，彷彿想替別人記住。

看見了就要說出來分享啊，少了伴侶會是什麼樣子？在這近乎十年的婚姻，及超過十年的友誼裡，所有視覺經驗都是屬於兩個人的。看到事物，便要將它儲存起來，即使事物正在發生，也要記住，以便為對方重述、修飾、過濾或審查。這是無意識的行為，是經驗的直接延續，所以非常輕鬆；不管是平凡、美好、無趣的，都無所謂，我們兩個都會在彼此分開時，把各自所見所為，一段段地拼湊回來，送給對方當禮物。我猜別人也是這樣吧。或許不是立刻去做，而是很久後想起某件事，淡淡地呈現給對方，像送他一顆堅果、洋芋片、一小捲紙、一件毛料，時機恰當，受者歡喜，禮輕情重，再多也不嫌過。**他會喜歡這個**。這些東西不值得大書特書，只是世間一點感覺很順的物品。

選擇你的時機吧。**我在社區花園看到這個**。描述你的體驗，重述能帶來喜悅，讓你深入觀照，活在當下。不久之後，我將失去訴說這些事物的對象，到時經驗會成為什麼樣子？

■我發現我們有一陣子沒說話了，有多久？一個小時嗎？也許這算正常，有時你們就是沒話要說。

我們有說話的難度，除此之外，還有話題的難度——我們不會討論發生的事，不去細談家中的變故。湯姆曾答應過，要開始跟艾維談一談，但他還沒做。我試著給他機會，我沒有立場先做解釋，但湯姆也許無法談，也不想談，所以只得由我出馬。湯姆的床邊故事讀得含糊難辯，**上查去**，他對艾維說，意思是「上床去」。我覺得我們應該開始跟艾維說明我們的看法，讓他自己去消化了：這是一個略有差異，但他會慢慢習慣，也知道之後將發生什麼的故事。至於故事如何去說，聽起來感覺如何，我心裡就沒準了。應該不是像他的書裡寫的那樣——我們的故事沒有幸福快樂的結局，沒有完美的道德，沒有押韻，倒是有很多照片。我們總是在拍照，我會攝影。艾維躺在湯姆的大肚子上，艾維挖著穀片早餐吃，湯姆在一旁慢慢喝茶。我們三人跟平日一樣在小路上閒晃，我覺得兩個大人應該要夠聰明、夠勇敢地做點什麼，找出能協助艾維面對失怙的說法，但我錯了。

我發現自己還在想像一種簡省的方式，等湯姆再也無法溝通時，能讓我們談得上話。希望有條能夠超越所有語言、說話與寫作的捷徑，讓我們繼續溝通。以後會變成什麼樣？抬個眉毛就能算是談話了嗎？有什麼可用的模式？有碰觸、視覺、笑聲之類的方法嗎？我們互相有許多期許，可用的工具卻慢慢遞減，我們必須使用這些打折的可悲工具，或從零去創造新工具。

沉默蘊含更多壓力，文字的形成與追索難度增高了。某週末來了一堆朋友，我看到湯姆熱情而含混地說著話。他跟我在一起時，必須從辛苦的講話中復原，因此會變得安靜而不跟我說話。我瞭解他開口的艱辛，但我好嫉妒。我會冒出最怪的字，把「圓木」變成「水獺」。艾維**繞過公園**，**去踩水獺**。我發現我也會含混不清地說錯話，這是一種自然的同理心反應，就像我有個討厭的習慣，喜歡模仿對方說話的腔調。

第二次手術後，尤其過去這些日子，湯姆變得封閉了。他沉默的時間更長，兩人互動減少，跟我在一起時顯得心不在焉。此事無法衡量，我舉不出數據。湯姆是否比昨天更安靜？是他先開始談話，還是總由我開頭？他是不是更封閉了？他上次說話是多久前？有沒有想說什麼？

太難了。我努力覺察他的沉默，監視細微的模式改變，掌握沉默的開端。我可以察覺改變，卻缺乏一個能記錄狀況的敏感工具。我的經驗實證，無法解讀各種資料。共處時的沉默與退縮該如何區別？多說了會不會畫蛇添足？他和他的腦子同為一體，他和他的腦癌也是，他們一起共生近兩年，彼此相知甚深。我的戰戰兢兢既是對我，也是對他。我好憤怒，他怎能從我身邊消失。為了支持他，我必須得到一點回報，而我只要求他陪伴。我知道這很傻，但新出現的沉默感覺好殘酷，像針對打擊我而來。我花了一點時間，只有兩天，去接納這個想法——封閉、獨處、分離，也許是腦部手術後的程序。獨自靜靜待在自己的腦裡，當然是件好事。

我的手機一直存著一條簡訊的草稿——**一切都OK嗎？X**。我離開他時，每小時都會發簡訊探問。回答不是「X」，就是「Yes」。在家時，我雖然努力克制，但每回看他坐著或凝望窗外，便忍不住問，**你還好嗎？親愛的？**後來我發現自己忘了一件重要的事。湯姆本來就愛思考、休息、重新出發。有一次他看完帕斯卡[42]的書後，寫了篇文章〈盛讚在房中靜坐思考〉。湯姆說，我只是在思考。我必須放任他去，別再管他了。

「相對無語」實在是件微妙的事。有時湯姆能說話，我們卻沒有多的話要說。車裡是最自然的場景，能默默坐在彼此身邊，真是奢侈。夜裡從別處返家時，我將車停在屋外，兩人點著車前燈小坐一會兒。若是下雨更佳，右邊的白樺樹皮會發出微光，將車燈扭熄後，樺樹的形影殘留如一抹優雅油白的漆色。我們默默坐著，雨水灑在路面，在車頂喧鬧不休。這幅景象如此接近、熟悉，我們的思緒隨道路一起沒入黑暗裡。我們活在真實的時間裡，一起待在車中，這是我們屋外的街道，這裡是我們的居所。

■ 我可以跟你談化療室裡的友情，但今天我們態度惡劣，所以友誼蕩然無存，首次招來不滿。我們把別人搞得很煩，一位坐在對面，膚色曬成棕色的女士和她沉默的老公對我們提出抗議。這兩位有備而來，拿著熱水瓶和報紙，像皇家亞伯特廳的常客一樣，熟門熟路地一早

㊷布萊茲・帕斯卡（Blaise Pascal，一六二二～一六六二），法國宗教哲學家、物理學家。

佔好位置，準備就緒。我們顯然太大驚小怪，表現太多不滿了，但那樣還不夠，雖然大部份時候我們只在家服藥丸，但我們對這裡並不陌生，也在這裡枯坐、等待、用生理食鹽水沖洗過，可是出了點問題。微型化療機的內部阻塞了，讓我們陷於深深的不安。湯姆累了，因此更加不知所云，一天這個時段最不適合出門，偏偏我們措手不及地老早被叫來，搞得我們人仰馬翻。直到枯等一個半小時，檢查過三遍後，推車才送來包裝易拆的防癌藥劑。化療室缺了幾名員工，看來各方面都會延遲。

借調來的護士面帶微笑地走過來。**唉呀，妳看起來好累**。她愉快地對我說，**我在這裡等一個半小時了，什麼事都沒做，我得準時回托兒所接孩子，而且今天是我的生日**。湯姆相信討糖的人才有糖吃，過去幾年，我從「開門見山」中學到一些實用的教訓，而且練得很精了。微笑護士此時跟我們重述道，**你們有線管嗎？你們有線管嗎？線管？**她指著湯姆，我們像海關裡的外國人一樣困惑不解。湯姆要求把音樂關小聲一點，以便聽懂她的話。**美好的夢想以此造就，我有何資格反對……**棕膚女士發出噓聲，一邊寫著她的字謎遊戲。一分鐘後，她故意對全屋子的人說，**我最討厭聽不到收音機了**。我看著她，**妳如果想把音量調大就請**

便，他反正聽不見，無所謂。女人沒答腔，又回去看她的報紙，不肯看我，直三行，bovine，「遲鈍的」，死也不肯回應我的眼神。這有點像在搭長途巴士，但大家都服了藥，感覺很無聊，有點尷尬，有點不爽。乘客們都在車上，心思卻在別處，或遠離世界。

房間裡挺空的，在我們與棕膚女士老死不相往來的這段期間，坐在角落椅子上的男人則一直盯著我。我跟他互瞄一眼後，便決定不再看他了。他極富興趣地望著，就像昆蟲學家緊盯甲蟲。男人不看我們的時候，似乎都在睡覺休息，小心地往後仰著頭，但一醒便用藍灰的眼睛盯住我們。男子年近七十，極端整潔，襯衫是明亮的灰白色，袖口捲到臂上，臂上有條線管——現在我知道「線管」是什麼——刺穿他的手腕，輕輕躺在他膝上的枕頭上。男子也許是此地常客，但非常安靜，沒帶書或報紙。我們引起的小騷動，似乎是他唯一感興趣的事。他的髮色比襯衫稍黃，臉色則白如粉筆。

為了找事做，我坐著把嘴貼到湯姆耳邊為他讀書，聲音比滴藥劑的嗶嗶聲和音量小到不行的收音機更低。我念了一首哈代[43]的爛詩，奧登的[44]〈羅馬的淪亡〉（The Fall of Rome），還有拉金之類的詩作。今天真的是我生日，我雖不在乎，但心情還是很差。

攝影家愛德華．福克斯（Edward Fox）在一八六五年拍了兩張照片，兩幅照片恰成一對完美的括號。一幅是薩塞克斯郡，巴克斯特公園，冬之栗（西班牙）。另一張是薩塞克斯郡，巴克斯特公園，夏之栗（西班牙），拍攝地點完全相同。我想看的那張介於兩者間，展現時點轉變的照片並不存在。

照片可能知道一棵樹得花多久時間才能脫光葉子嗎？也許樹葉在夏末八月時開始掉落，得依樹種而定。康寧頓公園裡的榆樹，把樹腳的狗及人尿吸入樹根、每片葉脈和樹節之後，平均多久才會掉光？這會比雄踞在漢普郡塞爾伯恩曠野中，曝露於狂風與氣候變化的老橡樹慢嗎？它們各需多久時間才會倒下，成為朽木？這種事能列表嗎？

葉子是形態的最佳代言與闡釋，葉子是樹的顫動、尖叫與鬧聲。你認為要多久？我很想知道。我知道變數很多——各種問題、風、天候、疾病、乾旱或季節變化。但你何時會注意到第一片落葉？誰會去記錄？去抓住那片滑落的葉子，那不僅是片淘氣的葉子，而是一個指標，象徵真正的轉變。秋天，現在就是秋季了。秋已至，從今年的八月之後，秋天即當下。

回家後我們長談一番，這是我們最愛的活動，我甚至不敢想像兩人還能如此談話。我們常坐的沙發現在墊高了，讓湯姆易於起坐，沙發下墊著最厚的藝術類書籍；烏菲茲美術館及彼提宮全集；埃爾米塔日博物館、梵帝崗、羅浮宮、國家畫廊、奧塞美術館全集。書本建構成方整的屏障，每本厚約十二公分，阻止艾維鑽到沙發下的灰塵與寬頻纜線裡。湯姆哈哈笑說，**妳太厲害了——我真拿妳沒輒**。湯姆這點很強；能將理解力與截取力配合得恰到好處。我在他還沒講清楚，說明白之前，便能理解他的意思了，有時理會之快，簡直能當他的嘴與意念，所以我才捨不得放他一個人，怕錯失什麼，就算一小句話，我也可能因沒聽到而難過不已。

朋友們也不想留他獨自一人，家裡滿滿是人：保母、支持者、煮飯的、陪伴及看護，就怕萬一。湯姆是這一切的發動機，急切地引領大家：再來，再多些。上次出院，我本希望他能休息兩天，適應一下家裡和艾維，可是第二天早上十點，我們已在桌邊處理他正在寫的，

43 湯瑪斯・哈代（Thomas Hardy，一八四〇～一九二八），英國作家。

44 威斯坦・休・奧登（Wystan Hugh Audu），一九〇七～一九七三），美國詩人。創作詩、散文、戲劇等，輯有《奧登詩歌、散文和戲劇作品集：一九二七～一九三九》（The English Auden）。

一篇關於語言和疾病的文章了。兩人看著他的筆記，一起猜測、尋找、重複、推敲每個字，直到滿意。

好了，我想我得現在說出來，他表示。我拿了紙筆準備就緒。**我要四樣東西**。他已做好功課，並寫在筆記本上，雖然字不成字，只是沾上邊的一坨字母，用鉛筆輕輕拖繞成的線。他拿給我看，無法說出口，但我可以解讀這些字。它們是，**演說？挺安靜不過還是很重要？吵鬧？無關緊要？**他盡可能清楚地寫出四個明確的階段了，這是來自心裡的話。

工作到半途時，湯姆停下來。**這個凸塊是什麼？**刀疤旁的頭上腫了一塊小丘。我用手指去摸，有個腫塊，我幾天前第一次注意到這玩意兒藏在他髮下，但現在好像更大了。那東西在長，令人不解。我們以為頭骨跟安全帽一樣，會破但不會脹大。我們記下此事，在下回看診時告訴B醫師。**這是什麼？**她很快便摸到腫塊，輕輕撥開頭髮，然後瞇起眼睛。

■　烤寬麵、雞肉蒸粗麥粉、檸檬起司蛋糕、豬肉培根派、扁豆湯、三層藍莓蛋糕、兒童即食餐、拌麵醬、半隻雞、甜菜根與蘋果沙拉、大黃酪、香腸捲、火腿、起司醬通心粉、法式櫻桃焗布丁、鮮魚派、麵包布丁、無花果、牧羊人派、燉羊肉、全雞、烤菊苣、波菜鷹豆塔、波隆納肉醬、米飯沙拉、栗子根芹湯、鷹豆泥、辣雞翅、可頌麵包、燉牛肉、麵包、鮪魚醬小牛肉、焦香洋蔥塔、鴨肉、桃子、一大堆起司、一籃裝飾小蛋糕。

過去兩年，朋友們一直送食物到我們家，他們常留下來陪我們吃，但有時不會待下。感謝食物，感謝送食物的人。

■可塑性。我們住在可塑的環境裡，不穩定，也很危險。我們家就是現成的腦部塑性典範。湯姆的意識在自行拆解，「凌亂」是生活裡唯一的秩序；拿手的事、表象、細微的差異、明確的表達、各種習慣，全都混亂不堪。昨天他的聲音變得很怪，我不是指他的語言，而是指他說話的聲音。他大著舌頭，像卡通裡的傻子一樣，但今早又沒事了，或許明天也不會有事。**我不喜歡我說話的聲音**，他抱怨說，**太難聽了**。我們可成為研究可塑性微變的對照實驗，科學家可以過來跟我們住上四十八小時，用監視器觀察我們。我們家有多的房間，他們可以把設備架在房裡，我會去申請「招待補助」。兩年前我還有點錢——才兩年前嗎？——那是另一世的事了，有人委託我拍一部影片，主題是他們的收藏品，將物件放在黑色背景上。那些物件被我拍得栩栩如生，彷若能拿起來觸摸。在鏡頭切換的黑暗期間——每次都像慢速快門——便將擺放的東西挪走，換上另一個物件。這部片子是為了讓人仔細觀賞靜物，沒有劇情可言，但我們的生活卻有太多事了，我們的生活像乏人掌管的川流。

來吧，男女科學家們，請來記錄我們的對話，注意表面上不看不聽的艾維，實則眼觀四面耳聽八方。請記下我們的起伏與小小的崩潰，拍下我在極度警戒時繃緊的身體，細看我如何無法真正休息。請找各個時段幫我們這群人測血糖，為我隨時隨地飄動的眼神製圖，監視我們的心跳如何各自分離又合併為一，數數看我喊了多少回「你還好嗎？親愛的？」，注意我常從哪個房間喊這句話，聲音又有多高。來幫我們記錄吧。湯姆已經整整睡了兩天，過去兩晚，我跟艾維同睡在單人床上，雖是暫時性的，卻令人非常放鬆。當正常細胞生長受阻時，家裡便可能發生這種狀況。

我們處於極端狀態，在家的湯姆語不成句，卻像冒險家似地闖入更罕見的領域，在其中辛勤耕耘。艾維的追求則恰恰相反，他像拿著玩具工具箱的小工人，開心地橫衝直撞，毫無畏懼，快樂十足地學習駕馭語言，即使不明其意。父子倆都竭盡所能，且戰且走地找尋平衡，拼湊出不足之處。湯姆是個發明家、改革家、先驅，艾維也是，兩人都在最前線，努力做個頂天立地的人。

艾維的腦子易感如麵團，他好聰明——沒有人比飛快學習中的孩子更聰敏了。今天是他第一天上大班。**你頭上有藍黏糊，你頭上有藍黏糊便便**，艾維回家時這麼說。也許他以後不會再這樣講了，亮晶晶的藍黏糊是他讀小班時玩的東西，艾維已經長大不玩了。資訊會分別擺放，備而不用，留待日後再產生意義或拿來使用。

我看著他在遊樂場裡打造神經系統般的水路，把染了色的水灌到竹槽溝裡。艾維發現水只往下流，不會往上跑，便建構出更複雜的細流與路徑，將短褲、鞋子和袖口都打溼了——小孩子最恨溼掉的袖口。我聽到他天馬行空地說，**你有沒有看過聯合收割機收割雨？**他從某處知道雨可能跟麥桿有關，聯合收割機中的動詞「收割」或許能用，便直接用講的，不去考慮流暢與邏輯，只管文字！這是純粹的遊戲、娛樂與消遣，專門搗蛋用的。艾維的視覺智慧與語言齊行並進，他拿了兩瓶空掉的礦泉水，一起放到桌上給我看，一個一公升裝，還有一個半公升裝。**這個是把拔，這個是我**。

據說腦子在正常生活中，從不停止調適。在我們的家庭經驗裡，我會請男女科學家們仔細觀察我的生活。我覺得自己的腦已被煮過三回，產生質變，絲毫不具可塑性、適應力、聰明度了，它完全不像柔軟的麵團或某種靈活的現代塑材，反而更像棄用的人造物質，如兩次大戰期間的貝克萊特[45]：易碎、碎裂、堅硬、發黃、接近生命的尾聲。

■

我的愛很隱晦，他以異常語言訴說，有若秘密。跟湯姆溝通，完全不像以語言交談，心領神會與重度陌生同時並存。

一日將盡（**那些外人為何這麼晚才離開？**你忍不住喊道），我們乾脆放棄語言，試著發明一種忽略所有已知文字的溝通方式。我們時間有限，我們不打手語，也不會笨到想學。手腦是並連的，你無法像教舞團似地訓練手指自己動起來。不行，我們想找一種繞過腦子的語言。（你笑了。）太聰明了，我們很努力想勝過腦，卻一再被它擊退。有天早上湯姆在廚房裡，大膽地試用一種語言，結果瞎鬧一場。他打算透過顏色，便用一套美耐皿小盤子做示範。這個（紅的）表示這個，這個（橄欖綠）代表這個，這個（灰色）意思是這個，這個（金黃色）表示這個。我們面面相覷，覺得行不通。想說的所有事物，根本不可能用一套九色的盤子講清楚。

經過討論後，我們擬出一份同意單，雖然兩人都知道幫助不太，也不太可能幫上忙，但我們還是匯集了一份主題清單，作為開端。我們打算從主題切入，減少猜測，縮小說話範圍。清單列出目前遇到的主要議題，我用 Gill Sans 字體印出單子貼到牆上，應該會貼上幾個月。湯姆想不起字時，我就讀出每個項目，祈禱單子裡包含他想說的東西。若是沒有，我們就又被扔回清單外的浩瀚字海裡了。清單範圍似乎很狹隘，雖然做為旁觀者，你或許覺得我

㊺貝克萊特（Bakelite），為酚醛樹脂，最早製造於二十世紀初，普遍用於製造黑色電話機等電力設備上，俗稱電木。

們的操作範圍一直在縮小，但我們絲毫不這麼想。我們活在無可名狀，每天變化的狀態裡，像被倒出來的奇怪黏液，未受抑制地延展並匯聚成塘；且變得比以前更寬濶而飽和。

醫療保健
寫作與工作
我的電腦
從事有趣的事
我的身體
我死後
瑪莉安
艾維
食物
衣服

朋友
音樂
圖畫照片
戶外
閱讀
詩

現下的問題是，我變成了所有內容。省去跟湯姆捉迷藏的最快辦法，就是找我談——很多人當然希望直接享有理解的特權，不必費時摸索。這並非事實，有一票留下來陪我們慢慢耗的死忠朋友——你若想加入我們，就是會這樣耗掉你所有時間。過去幾週，我已記不清從何時開始了，我們全天候地推敲文字，大夥各自與分成小組地去做，一起擔任湯姆的文書，合作寫字。湯姆有幾個案子想出版，他是編輯。他心中的書目宏大而變化多端，我們的工作是按照指示，組織他的想法與寫作。我們依令重寫，檢測何者最重要，並在骨架上添加血肉，記錄所有東西存在電腦的哪裡。只有等我睡著後，工作才會停止，我一醒，便又開始了。這是很令人愉快、滿足、挫折的事，這就是**我的**工作。在一次千辛萬苦的會議，跟他週而復始地推敲一些我懷疑明天還會重做的重點後，湯姆看著我。這次會議開得很成功，他很開心地逗我說，**最後妳就會很清楚了**。

身為報紙作家，湯姆的文字並不會朝生暮死。他正在撰寫一本書，已敲定出版商及交稿日期了。其他正在醞釀，混沌未明的計畫，也得趕著釐清。湯姆的文字向來淺顯易懂，與他談話的深沉語氣相互呼應。這些文字已經寫好，將付梓問世了，它們代表了未來。

湯姆的作品將在本月底登上《觀察家報》：他用五千個字，明確精準地勾勒自己的狀況，那不是回顧，而是一位被迫活在禁錮裡的人，對自己的觀察。這是一篇有關語言及其他諸多事項的文章，從風暴核心出發的描述。湯姆最擔心他異想天開的用辭，極力斟酌寫作順序與細微的差異，非寫對不可。這也是湯姆寫作時最憂心的一點，他要我幫忙排列片語，湯姆一向追求完美，他對輕描淡寫、節奏和語氣依然敏銳，但文字像水銀珠子一樣，如此飄忽而難以掌握。這是我們在動盪不安，一切近乎失序的日子裡，合力完成的文章，我們興奮地像喝醉了酒。幾週以來，他的文字像史詩一樣地在屋中大聲朗誦，我猜艾維應該都熟記了，往後幾年說不定還能對我複誦。

湯姆喜愛朗讀自己的文章，以前我在深夜總能聽到他壓低聲朗誦，以免打擾我們。湯姆檢視、琢磨文字，看是否適合讀者。心靈是聽覺的器官，文字代表其音，文字被牵引出來，朗讀出聲，肯定其適切性。這些正是他想用的字，湯姆一向判斷精準，現在亦無須置疑。他的文思被書寫列印出來了，但那是本週的成就，下週會發生什麼事？而且那是公開的東西，我們私下的語言呢？如果語言只有一個人說，由另一人來填補前後文，這種語言要如何傳續？我們這兩人族的語言正在消亡。說不定某東岸大學的研究員會看上我們的災難，研究我們的對話，分析各種結果，並將之電子化、歸檔。

湯姆在診間候診時，要求我把他所有朋友的名字與職業列成清單，我不是很清楚，便試問要不要寫下每個人的簡介。我差點開始寫了，因為會很好玩，趁機搞怪一下，但是不用。我們最後終於搞清楚湯姆要什麼了，果然比我想像的單純許多，只須列出朋友姓名即可。一開始是湯姆、艾維和我的名字，但沒寫姓，然後是一串歪斜的姓名。湯姆現已無法掌握姓名，不是只寫名，就是只寫姓，要不就都寫不出來，雖然他知道他們的長相，知道他們是自己的好友，但少了姓名頗令他困擾，對他的處境更加不利。他氣惱連我的名字也想不全，我表示不在乎他喊我什麼——他也很少喊錯——因為我確信他知道我是誰。湯姆混淆的是語言，不是情感，也不是智力。

接下來，他要我列下反義字，**黑暗**／**光明**，**大**／**小**，**是**／**否**，**高**／**低**，**滿**／**空**。我們之前已經做過了，數週前湯姆自己也在筆記本上試寫過。當我寫下這些字，出聲朗讀時，他很興奮地說，**唉呀**，**是了**，**好有意思**。但今天他卻異常地一次僅讀一組基本單字，且聲音時大時小，每次都以不同方式去強調，用極大的興趣念誦，就像每次都是不同的單字，而所有其他單字的涵義與重要性——**快**／**慢**，**寬**／**窄**，**輕**／**重**——也全都保留在這個基本字組裡了，只要他能說得出來。姓名——朋友——反義字。他對這一切真的很感興趣，那種興奮極具感染力。我邊寫邊像沙袋似地靠在他身上。省略內容很有趣，我們一起開心地消磨時光，我可以感覺幽默在字句及他的聲音中穿行：上與下，胖與瘦，滿與空。

我說過，這是我們的情況：沒有「樂觀主義」、沒有「內容」、沒有「出版」、「交響樂團」、「梯子」，卻十分充實。他的許多字彙都不見了，能代表人事物、食物、衣服、樹、工作、國家、代名詞、副詞、動詞、名詞的字彙都不見了。**心愛的，主詞呢**，我總是這麼問，**主詞是什麼？**

之前我們有一番對話如下。

主詞是什麼？你是在講你的工作嗎？

再多一點。

是你的寫作嗎？

再多一點。

你的一生？

再少一點。

我們一直未得出結論，只剩下連綴對話的線縷。**諸如那種東西。這一方面，另一方面。那邊所有東西**，說著湯姆大手一揮，意指外面的世界。智力賜給言語力量，我們即便無法說話，仍努力去說。有時我祈求靜默，我們不斷兜繞話圈，用爆笑的對話得出結論，或不斷離題，最後扯到別處。這些談話有賴同伴的專注力，以及是否願意試盡一切辦法。如果我有耐心，通常我有，便能這樣談上幾個小時，除非是已累到沒力。有些朋友很厲害，有些搞不清狀況，也不知該怎麼做，壓根談不來。

我們到朋友家做客一晚，整夜東拉西扯。今晚的主題包括亞當．菲力普[46]——湯姆不久前才評過他的書。還有高端的策展工作；如何管束孩子玩耍，以免整個家被拆；談到一位大家都認識的熟人；某畫廊的重新裝修（我們的朋友是建築師）；談論湯姆的語言問題——連他自己都覺得這個話題有點無聊了——還有食物。湯姆依舊是談話的核心，所有交談都透過他，湯姆從不袖手旁觀。他雖然與人對話，但談話內容的每個名詞：建築師、畫廊、樂高、哲學家、性、書本、義大利臘腸，都得透過一連串的是非問答和許多的猜測才能弄懂。在這過程中，又牽引出次要的主題來。我們邊聊邊喝酒，我發現湯姆在一旁仔細地畫著一些亂七八糟，蜘蛛網般的小圖，他把這些塗抹一番，排成像古代北歐文字的圖表：鉛筆畫的一棵樹、一個結、鐘面、電腦、打字機、象形圖，等著被加上文字。這不像湯姆做過的任何事，看他專注的樣子，我知道是一種新的嘗試。我按了按他的肩膀，知道他很放鬆，且樂在其中，一如幾年前，他很享受天南地北的聊天夜一樣。

我有項本領，不知是好是壞，我不會特別感覺驚駭或可憐，悲傷是會有的，還有棘手的實質壓力，因為艾維才三歲，但湯姆已近五十三了。但這就是我們家，我們就是這樣，這個事實讓一切變得輕易多了。我怎會自怨自艾？這種想法客觀上並不存在，我覺得我們過得很好呀，一向都很好。我們終於談到艾維的斑馬小推車了，雖然湯姆無法說出下列任何單字：斑馬、動物、孩子、玩具、輪子、木頭。

■ 在護士的糖尿病諮詢室裡，湯姆看起來病得厲害。燈光很亮，數天來我第一次這麼清楚地看著他。家裡雖然明亮，但燈光不會如此均勻，全無遮攔的晨陽穿過覆著塵埃和雨痕的大窗。我們都還穿著起床時的衣著，湯姆看起來憔悴到走形，他像季末花園中盛開過的深色大

㊻ 亞當．菲力普（Adam Philips，一九五四～），英國當代心理學家。

玫瑰，混雜著紫色與黑，他眼神無光，頭髮汗溼。

以前他的剪影總是精神奕奕，個頭雖大，卻不減爽利，且活力充沛。此時的他似乎垮下來了，皮鬆肉散，不再挺立緊實。地心引力之外的力量影響了他，地心引力將他往下拖，癌症則自核心向外推擠，癌症是一種離心的病症，毀壞一切：頭髮、眼睛、雙腿、牙齒、指甲、骨頭、雙腳。這股惡毒的力量讓他看來活像《蓬髮彼得》[47]。我猜在這種燈光下，自己看起來也很憔悴。

湯姆由於長期服用類固醇，而引發糖尿病，這只是諸多意外增生的事項之一，其他還有癲癇、水腫、倦怠等。你若瞭解醫學，便會有心理準備，否則只能無助地慢慢發現。我們被迫嚴正視之，但並未看得太嚴重，因為我們擁有彼此，糖尿病只是讓狀況複雜些罷了。

在診所裡，在這種情況下——一大早我們就被搞得乒疲馬累——湯姆對糖尿病的議題實在意興闌珊，而且被護士的大驚小怪弄得很煩，整個人處於恍神。他愣愣望著我的左方，最近我越來越常看見那種空望了，我不停地將他喚回身邊。**我在這裡**。因為在我們分離之前，我不能任由他去。有時我像在岸上揮手一樣，我知道這種眼神表示他不懂我們在說什麼，或我們講得太快了，不過還有一種更樂觀的看法——或許挺正確的——那就是，他的心思仍屬於自己，湯姆將寶貴的時間拿來思考，他知道我可以應付糖尿病，所以不勞他費心。

我觀察他，他會跌倒嗎？湯姆還沒摔倒過，但也許有天會。他睡著了嗎？他能不能再次從那張椅子上站起來？離開椅子需要複雜的肌肉動作，他的腿和前臂已相當吃力。他是垂死之人，看起來亦離死不遠，他的膚色如此蒼白黃灰多久了？白得就像工人用的灰泥或未曾窯燒過的瓷器。

接著我發現，房子裡其他人，F醫生及糖尿病護士的想法也跟我一致。我注意到F醫生稍稍在湯姆身後游移，他立定腳跟，手掌微張，以防湯姆上半身有任何微小、不穩定的動作，會預示他即將倒下，像架子上的雕像一樣，毫無抗拒地被地心引力從椅子上拖下來。我也好想倒下。人太無聊時，會想躺到地板上，被推到別處，找點更有意思的事情做。我也有這種感覺。

㊼《蓬髮彼得》（Struwwelpeter），世界公認的第一部兒童繪本，為德國心理醫生海因里希．霍夫曼（Heinrich Hoffmann，一八〇九～一八九四）於一八四五年所著。

診間裡的談話在一小時中，漸漸從討論湯姆這名病人，轉變成討論湯姆這個人了。我們當他的面談他，但湯姆並不在意。我們在診間越久，我的觀點也隨之改變，幾乎能從外界去審視他。我是參與者，而他不是。後來我跟腫瘤科Ｂ醫師談，她說，**湯姆可能會越來越退縮……逐漸減低對事物的參與，對患者的親人而言，這也許是最困擾的事。這是腦在保護自己**。但事情根本不是這樣。

某些單字和片語鑽入我的語庫裡，供我做新的描述。它們來得很緩慢，有如送葬的隊伍。「護理人員」是我很反感的詞，「緩和」是另一個，還有「單親」——我從沒用過這個詞，但實際便是如此。我從來不說「終點」，雖然明白它的範圍。「腦傷」也不說。這些都不是什麼新觀念了，但我一直猶豫著，遲遲不肯給它們定位。行動是一回事，老實說，行動很簡單，絕對比為一種想法命名來得容易。

對湯姆來說，將想法化成言語，是件精細難為的事。對我而言，某些文字會刺痛我的神經。回顧過去的名稱、大聲說出一件曾經習以為常，早已適應的事，算是比較輕柔的方式了。我會原諒自己的失語，因為比較不痛。我可以在前方神遊，接著才突然想到某些字，回首看清身後的狀況，並喊道，**原來如此！**我故作驚訝地面對「護理人員」，像在路上遇到舊識般地跟這想法打招呼。是的，它的意思就是那樣！

我像隻又瞎又笨的老鼴鼠，躺在路上等待卡車來撞。在我深層的鼴鼠意識裡，我知道卡車何時會撞上我，而我也能面對。我沒打算走開，也沒有對策，只想到打從湯姆罹癌後，我又老兩歲了，而我並沒有浪擲掉這整整兩年，呆呆地躺在路上。

二〇一〇年九月一日

親愛的朋友們：

告知各位，九月四日，我便確診滿兩年了。

兩年來我們發生很多事，我的健康狀況大致良好，但過去一個月，我開始出現多重問題。我的語言能力有時嚴重削弱，影響我的寫作、閱讀和說話。我用許多詭異的辦法跟這些問題奮戰。

我的活動力因長期服用類固醇，而變得痛苦異常。我的動作極為緩慢，尤其是上坡或爬樓梯時。但能看到朋友，對我幫助甚大，也有助我談話。我一點都不宅，每天都會出門一下，但體力已差很多了。我仍繼續在做化療。

我也還在寫作，雖然速度很慢，且主要在晚上，但我很期待工作。瑪莉安讓我們一家非常和樂，艾維天天快速長大，陪伴我們，我們也陪著他。

愛你們

我們在子夜時分回到家，我將沉睡的艾維抱到床上，他像個穿了連帽夾克的袋子。今晚我們跟好一陣子沒見面的朋友圍聚桌邊，他們眼神惶然，態度溫柔，對我們的一切改變異常敏感。我們實在是很不尋常的客人，在一個空間裡索取所有的關注。那是很費神的，當我們獨處時，疲倦如霧般捲入我內心巨大的空虛裡。有時只有我們兩個人時，我會一下子空掉，茫然失神，呼吸淺促，而湯姆便靜靜坐在我身後的燈下。

此時我便是這樣空茫地赤足面鏡而立，對自己的鏡影視而不見，我聽到有人喊了我的名字兩次。天啊——那是什麼？我的腳冒著刺汗，彷若通了電流。我害怕地轉身，不明白那是什麼聲音，又來自何處。遙忽的聲響像發自家具淨空的斗室，空中不斷迴盪著一個字。那聲音又來了，但不是單一個字，而是一串字。是湯姆在呼叫我的名字。

我從沒聽人如此悲慟地喊過我的名字，以後也沒再聽過。我抱住他，完全能理解那種音色。他就快忘記我的名字了，他在尋找那個字，字在舌尖上，卻不知道如何發音？猶豫不決的湯姆已無法確知這個名字了，他這次喊我，是出於機械反應，並不解其意。告訴你吧，在這次之後，一切都變成這樣了，所有的一切。我的名字跟其他字一樣，變成一個單字，雖然對他來說，那表示我，但也跟任何其他東西一樣可能流失。這就是疾病的軌道，真要去想，其實是自然的過程，但我們不願多想，因為疾病是一道浪，我們總是處於尾波中。我們就像漂在浪後的倖存者，被浪水沖昏沖笨了。我們必須重新振作，從百廢中再次出發。一個代表我名字的字，跟代表門、大衣、指甲或船的字彙一樣，也會遭受遺忘。你以為我們可以理解，但我們真的辦不到，我們不可能趕到浪潮前，事先對生活做足想像，做好準備。就算我們能夠，但我們如此緊密相擁，大概也活不成了，所以我們只能分別各自沉溺。然而私心裡，我們仍期望對方能牢記那神聖而熟悉的自己，直至臨終，那就太好，太神奇了，但我們憑什麼？過去兩天——才兩天——我們失去的東西，比你在一年內想不起來的東西都多——所有名稱都流失了。我們一直在整理他對藝術家的短評，不斷看著英文清單。湯姆對他們有很多話要說，他還是知道這些藝術家，深知他們的作品。可是他們的姓名……史塔伯斯、佛洛克斯曼、布萊克、胡克……全都想不起來，講不出口了。斗室中傳出一個新的聲音，這回稍稍清楚些，輕柔而清晰。**我的兒子**，他說，**我說不出我兒子的名字**。

■我們在巴克斯丘（Box Hill）上，曝露於所有壞的與良性的放射物中。葉片、利草、針雨及細小的石子擦刺著我們的身體，我們忍耐著。我們是自願來的，因為我們有各種點子，其中之一就是到戶外走走。我的筆記本裡有許多內容重複的清單，這份單子是我們想立即去做，好玩又不佔時間的事。把這些點子寫下來很重要，否則有時會輕易地被每天的壓力壓垮，忘記以前曾有過的趣事與活動。努力是好事，不用太計較報酬，快樂得去爭取，爭取來的快樂更珍貴。

小單子上寫道：巨石群，勾了。莫洛餐廳，勾了。熟知的戲劇——對舞台劇又愛又恨的湯姆，看過許多排得很爛的戲碼，我們認為，去看他熟知的戲，會比較容易理解與享受——還沒勾。剪頭髮，勾了。音樂會，勾了。音樂會的曲目是拉契曼[48]的作品，大衛也參與演出了。我載湯姆去會場，大衛和瑪莎送他回家，我像含著一顆久久不化的糖果，享受正常平靜的一整個晚上。出門，勾了，所以我們現在在巴克斯丘上。

[48] 赫爾穆特・拉契曼（Helmut Lachenmann 一九三五～），德國作曲家。

地面有白堊土，土面鑽出小棵植物。前方是遼闊的鄉間景緻，大概是薩里郡吧，人們或許因而來此，但感覺好遠，只看得到一片模糊難辨的柔灰，我大部份時間都不清楚自己身在何處。你若想看炸彈爆炸，應該會到這種地方，很適合觀看小型蕈狀雲漫入天際，覆蓋整片地區，掃光空氣的景況。核彈爆開後就收不回了，只會持續下去。我把手指放到眼前，想像一目了然的手骨。

我們跟海瑟及JK一起開車出遊，他們準備了豐富的餐飯，有西班牙香腸、軟白起司、芝麻葉沙拉、小派餅及裝在熱水瓶裡的好茶。海瑟陪湯姆走過草地，行經一堆像給野外求生者住的度假木屋，這個小社區整個荒廢掉了，看不到求生者。我們幫湯姆找到一張長椅，其他人在毯子上坐定，這時開始下雨了。我知道艾維最討厭這樣，他討厭手腳暴露在惡劣的氣候下，弄得他很不舒服。我盡可能縮著身體，將他塞到我的大衣下，但被他給溜掉了。艾維拖著大人的連帽夾克亂跑，像隻淋溼的猿猴般在地上拖著袖子。湯姆很滿意身上的夾克和帽子，他被疲倦包覆得不在乎雨淋，唯有夢與頂上呼嘯的雲朵才能明白他的疲憊。艾維怨聲連連，他沒有理由陪我們忍耐。我真的不怪他，但我很殘忍地不肯妥協，盡可能堅持。我爭取到足夠的時間把飯吃完，然後才棄守。我們回到封閉的車裡，用我們的呼氣將車弄暖。

雨勢變小後，我們又跑出去在碎石上亂跳、踹枯木、拿粉筆在鋪道上畫線。旁邊沒有半個人，蝸牛跑出來了，艾維在溼草地上找到一個飛盤。我們邊玩，邊在湯姆身邊來回跑動，我們不管去哪兒，都離不開他，他既是遊戲的核心，也是外圍的旁觀者，細細地看著。

二〇一〇年十月五日

親愛的朋友們：

有些朋友已經知道，湯姆胸腔感染，住進蓋茲醫院了。謹以此信通知各位，他可能會在醫院至少住一星期。他的精神很好，希望能保持下去。非常感謝已於週末來探病的朋友，讓他有段美好愉快的時光。

有空不妨來看一下，卡片、照片、短箋也都歡迎，打電話亦可。若想知道更多訊息，請撥電話給我。

謝謝大家支持。

愛你們

我在三更半夜送湯姆進醫院，他呼吸困難，臉面酡紅，下巴鬆垂，包著圍巾帽子，體溫溢過危險的數字38。三十八度表示得打電話並立即住院，但我們還好，我們比「還好」更好，兩人沿途嘻嘻哈哈地，感覺上像一場喧鬧瘋狂的公路之旅。象堡區正下著絲滑的夜雨，我們一下車，便試著用醫院的輪椅，可是輪椅被凌虐得像大賣場裡的推車，爛到只能丟到河底。我無法解開煞車，等煞車好不容易鬆開，又控制不了，等駕馭好，上了樓，卻推不開雙扇門的其中一邊，進入他要去的病房。我們張羅不來，湯姆的身體傾在一側。我把輪椅往後拉，打算再度進擊時，看到玻璃後方遠處，被燈光照亮的護士剪影，就像維梅爾畫作裡，寂靜長廊尾端的女僕一樣，彎身去按按鈕。我的身體已經進門了，湯姆對著我伸出手杖的鉤子，像給墜落的人抓住樹枝一樣，我在沉重的門即將闔上之際，將他拖進房裡。他興奮調皮地看著我，對我的狼狽頗幸災樂禍，他被那荒誕、難開、阻擋病人的門，被這死氣沉沉的夜晚及一路的驚險惹得哈哈大笑。這是另一則我們在生死間冒險的故事。

等檢查開始後，護士們突然加速動作，我從她們的速度嗅到了危險，事態嚴重了，我們應該早點到的。後來我們跟值夜班的醫師談，他為護士介紹我說，**這位是我朋友**。

艾維說**我肚子覺得難過，因為出問題了**。

我沒法回答，只好替他揉肚子。

我說，**你覺得難過，就來跟我說，我會想辦法幫你。談一談是很好的，還有擁抱跟搓揉，不過艾維，你也要知道，有的時候人就是會覺得難過。**

我對爸爸的事感到難過。

我也是，我們今晚去醫院看他，然後玩釣魚遊戲。

湯姆已住院十天了，我們帶了釣魚遊戲和一些壽司到醫院裡，大家一起吃飯，可惜計畫雖美，卻趕不上變化。

事態變得很糟，艾維不適合去醫院看湯姆。我一直努力調整，但怎麼也兜不攏。太難、太牽強、太不恰當了，因此艾維從上週末起便一直沒進醫院。今天我去開會，談湯姆工作的事，讓艾維一整天跟他的表兄弟姊妹混。他覺得童年應該就是這樣：泥巴、滑板車、小汽車、蛋糕、香腸，家裡一切混淆不清的問題，他照單全收，視為正常。我去接他時，從一旁觀察他。艾維渾身發熱、又累又開心。現在該去醫院了，這比預計中晚，而艾維真的非常累了。

探病時段感覺一如平常，亞洲家族擠在更裡面。我雖然很喜歡這間病房，但不會跟其他患者哈拉、交換眼神或互開玩笑，不會有這回事。受到保護的隱私已經夠少了，隱私太重要，太柔弱。在波蘭時，我去克拉科夫（Krakow）旅行，途宿某青年旅館，睡在對面雙層床上一對非常年輕的夫妻顯然正在度蜜月，他們的預算很緊，所以沒出外用餐，妻子在床上拆開由精緻複雜的罐頭和小袋子湊成的餐飯：鯡魚、醃黃瓜、蛋、俄式沙拉。那男生連手指都沒抬，女的不甚自在地把食物遞給下層床鋪的男生，兩人慢慢吃著，彷彿在餐廳裡用餐，旁邊一大群西方年輕人只能假裝沒看見。病房裡也是如此。

湯姆的聲音比平時大，因為他說話越來越困難，無法控制聲量，因此我們老在病房裡「廣播」，艾維則讓我們的聲量變得更大。艾維看到湯姆好高興，湯姆也是，這就是我最大的報酬，何其美好啊。父子倆一起吃著。

湯姆說，我們家太少拍他跟艾維的影片了，於是我在一旁拍攝，沒吃東西。等食物吃完後，我把東西收拾乾淨，拿出釣魚遊戲。我在拍攝，所以沒玩。艾維不會玩這種遊戲——或任何遊戲，一會兒後，湯姆抱怨艾維玩不來，我便叫他別玩了。湯姆想用我帶來的筆電工作，艾維偏要在這種節骨眼上便便。艾維喜歡大在尿布裡，這項積習一直難改。我覺得在他父親瀕死時，還是別逼他改，死亡與大便可以相安無事，等他想改變時，自然會改。問題是，他的便便儀式附帶一些外在條件；艾維喜歡有尿布、有張可以憑靠的椅子、看書，而且不喜歡被打擾。他喜歡跟我單獨到另一個房間等他大完，可是今晚他不想去廁所，想待在病房裡，在湯姆身邊便便。我們低聲地吵了一架後，艾維和我帶著書去廁所。這個樓層只有一間公用廁所，所以我們把自己鎖在裡頭，佔用半天時間。

二十分鐘後，我已經很火大了，我坐在地上盯著牆壁，不知有多少人想破門而入，卻沒有人先去試手把。這裡好悶，我想陪湯姆，艾維還在看書，還沒便出來。探病時段已近尾聲，我壓著喉頭背部，對他低吼，扯得喉嚨快裂了。我只能在低吼或歇斯底里地發飆之間選擇一項，我必須離開這裡。艾維漲紅著臉，懶洋洋地靠在馬桶邊撥弄垃圾桶，還不時跟我講幾句話。終於：**大好啦**，他說。包著便便的尿布太大了，塞不進垃圾桶裡，沒處放，只好放進我背包的袋子裡。我們回到病房。

湯姆跟我們離開時一樣，還拿著筆電抄一段他最初要抄的段落。這一定很費時，因為他幾乎已無法手寫，可是要那麼久嗎？我不懂他幹嘛吵著叫艾維來看他後，又說想工作，他為什麼要這麼做？這是他的孩子啊，時間很晚了，他卻偏要在這種時候，這種時間工作，我們已沒有時間了。湯姆看出我的心意，便望著我。**我還有事要做**，他冷冷地說。艾維開始哭了。**你若帶艾維去散步，我就能幫你抄**。艾維放聲大哭，躺到病房地板上，我聞到背包裡的糞味，所有訪客都離開了，病人不是睡著便是昏死了。**我需要兩分鐘，你一定得帶他走，帶他去，讓我來**。湯姆試了一下，沒法搬動艾維，艾維哭鬧得更凶更淒慘了。我好想揍人，揍他們其中一人，揍他們兩個。

你要磨死我是嗎？我咬牙說。**你在打擊我，折磨我。那你們就走，別來看我**。我從來沒得選擇，我知道自己贏不了，死亡才是贏家；贏過我、孩子，以及我們所有的渴望。**妳應該早點帶他過來**，湯姆說。**他太累了。去你的，我是去幫你開會，整理你他媽的生活**。艾維漲紅臉，氣極敗壞地嚎哭。癌症患者們在藍燈下嘟囔著翻身。護士看向我們，他們說得對，艾維在這裡幹嘛？我匆匆忙忙地把字抄下來，拳裡的鉛筆芯都快化了。**快走，走了**。他低嘶。

我找到筆，在他顫若地震儀的手底下，寫出他要的文句。

寫好了，好了。快點吧，所有事一個動作完成：袋子、鞋子、帽子、電腦，所有東西一股腦兒完畢，但願以後我永遠不必再帶艾維來這兒了。父子兩人互做飛吻，湯姆動也不動地站著，堅實而不發一言。我覺得他寧可要他的文字也不要我們。文字能夠長存，我們卻任意而為。我們不是溫馴的料，太任性了，尤其是艾維。艾維是活在未來的。

送我們去門口，我悄聲說。

我要回家，艾維哭道。

拜託你，永遠別再叫我把工作和孩子一起帶來這兒，這樣不行的。我的袋子放了他的便便，我幫你帶食物，還幫你們拍影片，你根本不懂那是什麼情況，你沒法想像，也不瞭解。

走吧，別管我。

不行，你知道我辦不到，我不要。

我們像常人一樣地互送飛吻，離得更遠，透過門上兩片窗框送出更多飛吻，我從上面的窗框，艾維從低處的窗框。艾維是真心誠意的，而我則慌亂地虛應了事。

艾維知道自己要離開後，心情大好，興高采烈地想衝下樓，看大廳裡的機器護士餵病人，不過我們很少把錢投到機器人的杯子裡，啟動機器。我們太笨太慢，所以機器病人一直沒有張開他那可怕的嘴去吃藥。

我的喉頭灼痛，玩了四遍後，銅板都沒能投進杯裡，不過艾維看到外邊成排的救護車時很開心。到了象堡區，艾維問，**死的時候是什麼樣子？**我在暗夜的象堡區中打繞，我在夜裡常這麼做。**死亡就是不再陪伴我們，就是停止，然後消失。我們都有生命，艾維，生命很美好，會發生很多事，然後有一天生命便停止了。**

等回到家時，艾維已經睡著了。可憐的孩子，我本想跟他道一千次歉，然後輕搖他，撫摸他的頭髮。對不起我亂發脾氣，那樣處理事情，對不起爸爸快死了，對不起生活裡有那麼多磨難，但我無法道歉，因為他睡著了。對他來說，睡著最好，對我卻很可悲，我無法對他解釋，並藉此撫平自己。今天我們犯了錯，我無法道歉，只好開了瓶酒。如果湯姆夠機靈，現在應該發簡訊給我了，可惜他的機靈被癌症侵蝕掉了，他的語言與意識也是。

可是，可是……我灌了兩大口紅酒，然後傳簡訊給他，他立即回電了。他的聲音濁重，但很平穩，還是平時的他，光聽到他的聲音我的氣便消了，彼此相談就是我們修補關係的解藥，真容易啊，只要開口就好。現在我想起來了，**我們錯了**。我說，**是的，我們錯了**。他重覆我的話。**好好睡，好好睡一覺，我愛你，很愛你，明天再說吧**。

■湯姆要我找件晨衣帶去醫院。以下是我們的溝通。

一個漂亮簡單的東西。

妳有一個。

我有一個。

是衣服嗎？

不太算是。

（他非常堅持精確分類）

食物嗎？

不是。

比電腦大嗎？

是的。

很簡單的東西。

妳喜歡，我也喜歡。

（我們早晨都穿晨衣。）

會在廚房裡用嗎？

不算是。

很多人都有！

只是一個很簡單的東西。

我很喜歡，但妳不喜歡。

（他要他的第二件晨衣，但我覺得太破舊了。）

等我們終於找出答案——一件較差的藍色晨衣——我往往會了無意義地抱怨兩句，說他的分類法害我想錯方向。不過湯姆有個好習慣，當你說中一件事、點到他的想法或他正在找的字，他就會說，**是的，就是那樣**。

感染讓他的腦承受更多壓力，嚴重影響他的口語。湯姆有特定的常備使用片語，能老練仔細地托出心中的想法。這些片語在不同場景會有細微的改變，隨著時間過去，你可以很清楚地弄懂：**這樣做，然後那樣做**。**絕不是這樣**。**再加一點**。

有時他會以第三人稱自稱，他可能喊我艾維、湯姆、珍妮或任何想到的人。綠色可能指的是紅色。**這樣但不是那樣**，表示他可以想清楚一件事，卻沒法說出口。**不同方式**，意指他知道我們在談什麼。談到艾維，他說，**他我可以——但只有他**。意思是，他可以大聲說出艾維的名字，卻說不出別人的名字。艾維的名字也會變，但今天「艾維」代表所有名字，是唯一留存的名字。明天也許其他名字會跑回來，有兩次他說，**艾維——很靠近**，意思是指我。他會大量抽象地運用實質空間來造句。

但你不可能什麼都懂，有一次他生氣了，露出隱忍而不悅的眼神，冷冷說道，**算了，我什麼都不想說了**。偶爾他會生我的氣，但都氣不久，我不懂他為什麼不生氣。說不定是我妨礙了他？說不定我沒有全心支持他？

拜託，我是別人，又不是你，我說，**我只是另一個人，那才是問題**。當他指派任務，要我在當下執行他的想法與意志時，他才不理會這點，或根本沒法多想。湯姆當然會考慮，我就會，我們都會。可以的話，湯姆會親自打理所有事，但實際上他做不到。

艾維也不肯放過我。我問珍妮。

艾維知道我也是人嗎？他把我的脖子當樓梯踩，爬到我頭上，實在很令我抓狂。我坐在沙發時，他會從沙發背後撲我。他想把我擊碎，我真受不了他的粗魯。

他很不喜歡跟妳分開。珍妮說。

可是也太粗暴了吧！

是啊，是很粗暴，分離很辛苦的。

我消失在理解的範圍外，能聽見別人聽不到的東西。我可以跟湯姆和艾維溝通，但我們的對話別人幾乎聽不懂：尖叫，抖音，結巴的啵啵聲，無實質內容的高音，如舊風管裡的風聲。他們真的是在談話嗎？聽起來不像。

■有一天，艾維會這麼說。

我三歲時，家母性情大變，變得十分暴躁易怒。我被她照顧得還算OK，她滿有趣的，但有時真的很容易發飆，我會試著不惹她生氣，但我很難理解原因，因為她會為不同的事情生氣。我媽會尖叫大吼，也許對她是好的，但有點恐怖，我會哭出來。爸爸長了腦瘤、有糖尿病，而且身體不聽使喚，沒辦法再陪我玩，他話講不清楚，後來變得不再能跟我說話了。

湯姆又回家了，我對艾維有暴力相向的危險，我是個負面的人，為維繫這個家而存在，我已用盡資源，親友雖已盡力，但外界的支持無以為繼。睡眠不足耗損我的心智，湯姆的惡化更直接將我推至懸崖邊緣。我們的模式如下，艾維早上六點將我吵醒，他的小腦子開始把各種矛盾、不合理的欲望套到睡眼惺忪，頭腦混沌的媽媽身上。他總是粗魯地弄醒我，這種劍拔弩張的時間可長可短，在母子倆穩定下來之前，就像澎湃的湧浪般堆聚、退卻，奔流著，但整個早餐，乃至八至九點這神奇的一小時裡，在我必須送他離家之前，都還暗潮洶湧。這個模式很可能被別的事情打斷，也許只是件芝麻小事、拒絕、動作太慢，或任何三歲小孩會幹的蠢事，然後突然一切就爆發了，轟，爆炸了。

今天是暑休後，我回去上工的日子，我努力把大家打點好。我已想起不導火線是什麼了，但我記得接下來的事，因為我像在看電影似地，覺得發生在別人身上。我氣瘋了，灑狗血的劇情尚不足以形容，我發出嘶啞、恐怖悲傷的聲音，弄得喉底十分疼痛。我把鞋子扔到樓下，將艾維的衣服用力亂扔，把他的牙刷折成兩半。我的臉部、雙腿及手臂肌肉緊繃，身體似乎縮了好幾吋。我先是衝到戶外，假裝離家，奮力甩門，然後又折回來，渾身發抖地躺到樓上床上。我無法控制自己的腿，我聽見艾維看到斷掉的牙刷後難過地放聲大哭。**修好啦，妳把牙刷折斷了，修好啦，媽咪，拿膠帶修**。我抓起他用力幫他穿鞋，我好想傷害他，我發誓我真的那麼做了。我咒罵、哀求、祈禱。八點五十分了，這不是艾維的錯，沒有什麼是他的錯或任何人的錯。悲啊，竟然無法怪罪任人。艾維還沒穿好衣服，他才剛起床，但臉上已經像累了一天的孩子，滿是淚痕。湯姆還沒起床，我得幫他打胰島素、量血糖、確定他把剩下的藥、早餐、益生菌飲料都吃完，並寫好指示，給在我出門時，前來照顧他的朋友，然後寫指示給醫護人員、送艾維上托兒所、去藥局把開錯的藥單弄好、開車上班——我會開車嗎？那才是開始，等我上工後，得聆聽別人講六個小時的話，然後回家做晚飯，再帶全家到北倫敦度週末。

今天的九點鐘，以上的事都還沒發生，世界輕柔地分解成好幾個部份，三十分鐘後，我依然靜靜地跟艾維坐在屋前台階上。街道看起來仍舊一樣：連棟房屋，磚頭，乳白、灰色及棕色的灰泥。鄰居經過時，我做出「嗨」的嘴形，對面的桉樹去年修剪過，看起來長相怪異。垃圾如常地擺在那兒，一隻貓溜到箱子後，可是我無法從台階上起身或移動，我覺得雙腿又長又脆弱，脛骨像半人半羊的牧神般細薄而易碎。我的腳踝是瓷做的，把艾維放在我膝上時，我覺得自己柔軟而易折。鹹鹹的淚水從我臉上滑至舌尖，如此苦鹹而燙熱。艾維親吻我，我也吻著他，我們兩人都在等待，我們原本大吵特吵，現在停了，此時彼此相覷，等著看接下來會發生什麼，彷彿別人會幫我們決定。其實真的無所謂了，我們撫著對方，用力抱著。他看起來好漂亮，是我幫他打扮成那樣的嗎？是什麼時候？黑色的連身褲、褐色鞋子、蓋住他耳朵的淡藍色毛帽。我想起一點了，記起他躲到椅子下，用手蓋住頭，雙腿縮緊，像隻想避開我的烏龜。我的兒子害怕地躲著我。

坐在這裡的感覺很有意思，我吻著他，原來什麼都不管的感覺這麼好。我坐到墊子上，兩腿交疊在身下，感覺輕盈而清爽多了。我是個迪士尼電影裡的牧神，我很喜歡這樣。我投降了，艾維鑽到我腿上，我不再計較了。他用手環住我的脖子，我不送艾維去托兒所了。他攀到我膝上，我不去工作了。他撫著我的袖子，我不去管那些藥了，艾維微笑著朝我鑽來。我陷在風暴裡的腦子，流入一個隱匿靜謐的水庫，並找到解藥，得到長久來首次的平靜。

我在醫院打過一次海洛因：遺忘有如事先加熱過的雲朵，被天使們抬送過來。那藥雖談不上奢華美妙，卻有股棄守的甘美。沒有人受管束，沒有人被強迫，沒有人受到威脅，沒有人要趕赴任何地方。湯姆沒有，艾維沒有，我也沒有。湯姆獨自在樓上吃早餐，避免面對我的狂怒。這是抵抗異常暴怒的務實態度，是他對不可控反應的控制方式，我以前看過他這樣。現在我沒法去顧慮湯姆，他不會有事的，艾維需要我，而我也需要他。

伊安依約抵達了，我卻耽溺在一灘灘的鹹淚裡不想停止，也不確定自己能否站得起來。艾維和我像小熊般地玩耍，相互支持，滾成一團。以前我為什麼不這麼做？顯然之前我打過電話約人，現在蘿克斯也跑來了。**哈囉**。一位醫護人員也來了。**哈囉**。他是位非常優雅好看的奈吉利亞人，我以前從未見過他。我告訴他沒有事可給他做，有人幫我泡了杯茶，**謝謝**

你，並把茶送到台階上，這是最棒的茶。有人把艾維帶到樓上玩，有人打電話給托兒所，有人打電話幫我請假，不知是請一天、一個月、這個學期或甚至更久，反正我不清楚。

■　藍色的房間在人工燈光下泛出松綠色的光，我們的客廳裡有多種藍色調子，跟芥末黃的簾子完全不搭，那片簾子是我用古老方式「做成」的，唯一的一件東西。我買了另一片簾子做樣本，接我訂單的人知道我想模仿的時期，便請工廠把褶子打寬些，裡面有不少眉角。我坐在地板上，看月亮寧靜地飄在窗子正中央，我並不緊張，不覺得待會兒會有麻煩。

艾維出生後第一次回家時，我們把他抱進這個房間，放到沙發上看著他，寶寶當然睡著了。回家後，覺得家裡有股腐味：動物的臭味、冰冷的灰泥、滯流的水、說不出名堂的各種纖維和小蟲的屍體。讓艾維躺下，就像打開開關一樣，他身邊立即圍聚一股暖光。我不記得除了盯著他看外，後來我們還做了什麼，大概是煮水燒茶吧。這並不是太久以前的事。

湯姆此刻在桌燈旁寫東西，自他回家後，說話又變得不清楚了。湯姆重又用起筆電，正在寫一篇關於卡巴喬㊾的畫作《書房裡的聖奧古斯汀》的文章：聖人望向窗戶，小狗循著聖人的目光張看。湯姆像珠寶匠似地仔細工作，逐一排列校訂文字，並停下來審視結果，看意思是否擺對地方，彷彿打造詩歌。他揣測寫下的文字或符號，憑直覺把字跟其他較熟悉的文字排在一起，然後重組。他的直覺很準，知道自己想說什麼，意義之後自然會浮現，若是沒有，就重組整串字。有時他會要我幫忙朗誦，或自己大聲問道某個句子為什麼不對。他卡在could和be兩個字上，不過在重複這兩個字幾分鐘後，他明白could be兩字可依上下文、拼法、語法及意義，而有多重涵義。他的寫作速度實在非常非常緩慢。

不過內容一印出來，根本看不出問題，你不會疑惑是怎麼寫成的。這是湯姆兩三天來，第一晚能夠寫作，我太習慣陪他工作了，因此沒什麼感覺。我們兩人都很高興他今晚能打字。今早他還坦白地說，**我沒辦法打字**，我也老實回答，**那麼你就得用畫的**。

我拉起簾子。冬天就要來了！我們得在所有東西上面套塑膠，在走廊上鋪地毯，在窗上

㊾維托雷・卡巴喬（Vittore Carpaccio，一四六五～一五二六），義大利文藝復興時期畫家。

貼防風條，把門塞住，給孩子穿大衣，煮幾個月分量的湯。我們能撐得過冬天嗎？也許沒辦法。我不懂自己為什麼還是心滿意足，我們三人合加起來，似乎還不夠給一整船的麻煩壓艙。但此刻湯姆正在燈下工作，寫作是他愛做的事，他還能寫作，已夠令人驚嘆了。他的工作是創造意義，辛苦是有代價的，就像織網多年的蜘蛛，或不斷帶回樹枝織巢的亭鳥，這份工作有個目標，即便是現在，他還是寫得很棒。這是意識的奇蹟，而我是奇蹟的見證，我們何其有幸生而為人。

二〇一〇年十月二十五日

親愛的朋友們：

若是早晨、下午或晚上有空，想來當湯姆的伴陪／聊天對象／信差／支持者，請寄個電郵給我。

許多朋友已為我們付出許多，千萬別覺得你有責任，我們真的非常感激了。

如果你想來一次，那很棒，若想固定或不固定地來，也請讓我知道。週五的時間已經有人了。

如果我未立即答覆，請別擔心。我正試著安排一些能讓我和艾維相處的時段，也讓自己在一週中有時間休息。

歲月風雨如晦，奇怪的是，感覺卻又靜好。我們正在等待一些藥物的消息，且靜觀其變。

愛你們

家訪護士在我們家廚房裡，她偶爾會來，通常講話還算得體，但這會兒她正在問湯姆，**從一到七，你會給自己的生活品質打幾分？**

我望著湯姆巨大、皮膚腫脹得發亮的腿腳，他的肉已不像肉，倒像一袋長得像腿的液囊，皮膚有如能烙下指印的記憶型泡棉。這叫水腫，身體失能時會發生的狀況。湯姆靜坐著，以特定角度面對她，心神有些恍惚，有點無聊，他若有所思地用含糊的聲音說，**這問題太可笑了，我們只能過一天算一天——噢，天啊，總是有這麼多的事要做，不過大致上，大致上還不錯，我們過得挺帶勁。**

我猛抬起頭，出著神。即使現在用字如此不靈光，他還是能切中要點。是的，我們過得挺帶勁。

一

二

三

四

七六五

■ 湯姆走在兩位友人中間，越過溫綠丘（Wingree Hill）的草地，來到漂亮的杜子邊。這裡是方圓數里的最高點，風很強。威爾特郡從這邊旋開如拼綴的寬襬裙，隨四季變化編上綠色、黃中帶棕的鬢邊。艾維剛醒，硬被從溫暖的車裡拉到強風中，他覺得十分委屈，很不高興。艾維不肯走，也不讓人抱，但我對他不假辭色，固執如石。我要他安靜，在他耳邊威脅碎罵，並將他攬緊在大衣下，試著保護他，也叫他別再吵鬧。我們沒法再往下走了，目前情況雖還好，但已瀕臨崩潰了。白色小惡魔艾維集全身之力，跟我騰鬧不已，由於我們兩個在一起，我沒法直接宰掉他，將他給埋了。我想拍照，他卻不肯停止間歇性的尖叫。**拜託讓我拍張照吧**。我拍了，按一次，兩次，然後放棄。我們回到車裡。

艾維一上車便乖了，他知道自己贏了。我們看望著三個小小的人影——他父親和兩側的友人，越過草地離開我們，朝雜樹林和地平線走去。如果湯姆可以繼續走，遠離這一切，該有多好，就算會失去他，我也會催他前行。我們還能留下什麼？能在這場風中抓到什麼？我們得不到悲憐。**艾維，我真的很討厭線性，漸進式的推展。我們空有知識而沒有力量**。艾維一手拿餅，一手拿著飲料，開心地用腳上的靴子踢著椅背。他喜歡跟我待在車裡，風繼續呼嘯，但我們被繭護在車中，剩下的事發生在遠處，如銀幕上一般。

我看著剛才拍的照片，湯姆渾身包得極誇張，像個太空人，不像世間之物。影像是倒置的，我只看到一小部份，適合照片的那一小部份，他看到的是整體，以及在其中的我。

■ **下面一劃，上面一劃，中間一劃，然後沿旁邊再一豎**。艾維在黑板上寫字母E，他看過小寫的e，說這是錯的。**本來就應該這樣寫**。秋空的太陽無可挑剔，今天到目前都過得不順，我一直在哭，已經三點鐘了，我們卻還沒離家。

脹大的腫瘤逼湯姆把眼鏡戴成四十度角，他可用左手戴眼鏡，眼鏡在他臉上斜成逗趣的對角。我很訝異竟能戴得住，但真的不會掉，好用又滑稽。每件事都再自然不過，眼鏡的角度便是最好的一例，彷彿他的眼鏡一直就是這樣。我有一張他斜著眼鏡彎身看書的照片，看起來就像隻埋頭吃飯的動物。這會兒湯姆正在研究房間，**我喜歡所有這些東西**，他朝著CD揮揮手，**而且我喜歡這裡所有的東西**。他似乎很讚嘆，聲音輕柔，環指出所有東西，我循著他的目光，**好漂亮……這邊下面的東西好漂……**

我們被私物包圍，在無人管埋的狀態下，這些東西竟然都還留在原處，除非被我拿起來或踢到，沒有東西會移位。我啥都不清理，也很少打掃，灰塵球已經大到被艾維拿萬用黏土，黏到小火車的煙窗上，當成煙團了。沒想到一個房間能堆這麼多東西，我跟湯姆一樣詫異。我們自認不崇尚物質，但因為有孩子，喜愛跟孩子相關的物品，又愛亂買，所以有一大堆書籍、成堆的玩具車、CD、各種物件、報紙、莫名其妙的東西，全等著我們去搬、去用、去處理。能注意到這些東西就算不錯了，因為它們已不再重要，在湯姆使我留意到它們之前，我早已視而不見。我明白湯姆的喜悅，他珍惜我們生活中林林總總的雜物，這是我們所熟悉的，他將它們全部喚醒，並賜與它們關愛的眼神。

我剛發現，湯姆已無法在沒有輔助的狀況下淋浴了。我幫他沖澡洗髮時，當它是種反常現象，注意一下就好，但刻意不去在乎。如果湯姆現在無法自理，以後就更辦不到了。我專心洗頭，讓雙手保持忙碌，但心裡有別的情緒在走，我掛念我們及家裡的生活，思緒像蟲子鑽土般地穿過我柔軟的組織，這條蟲有堅硬的頭和冰涼的尾巴。小時候在奈吉利亞，我的腳底長了條寄生蟲，我看著蟲子在我的皮膚底下犁出一道細白的腸紋，後來我媽用針刺入蟲子身體，一點一點地把蟲剔出來。幫湯姆穿衣服則更花時間，但我們終於穿好了，到外頭曬太陽。

我沿停車場開了幾公尺，找身心障礙車位，但車格被封住了，我們花了一些時間才打理完，一天也就快過完了，但我們已停好車。前方的小路十分平坦，看來連他都能走。我不介意一起默默散步，但湯姆卻停不下來，破碎的言語從口中傾洩而出。他詼諧地逕自解說評論著，間雜諷刺的幽默與讓人驚喜的觀察，因為他真的渴望談話。一位朋友剛到家裡探訪他，他在路上模仿友人像日本能劇演員似地，繃起臉悲憫他的樣子。**可憐的G**，他說，**我告訴**

他，「可是這樣很好啊。」

我被逗得哈哈大笑，湯姆聽起來好開心，我的心情也跟著好起來，覺得脊椎伸展開了，脖子不再僵緊。我們勾起手臂。

我可以設法用別的方式做，結果完全一樣。我近來常聽他這麼說，但現在我仔細地聽進心裡。

你是說，也許你沒法說一個單字，但可以在腦子裡說。

是的。

你是指，以前你能用的字彙，都還留在心裡，只是你無法說出口，或只能說出片段。

是的！

但詩文、歌曲、那些忘記的東西，現在都還在嗎？

沒有，沒有，我想不起來，或只能想起一點。

我定住不動，他的語氣如此自信、耐心、謙恭，且帶著一股自我批判的意味。**我真的很懶，**他總是說。原本脾氣就好的湯姆，現在更客氣了，彷彿意識到話說不清楚的人，必須發揮魅力，與別人相處。說話需要細膩度，不能落字或省略音節。我很佩服湯姆的堅強與決心，讓我明白真實的狀態是什麼。幽默像汽水裡的的氣泡，充盈在他的話語間，生病絲毫無損他的性情。颶風在毀滅一切後，也許僅留下一棟房子，留下它屹立的牆壁、屋頂、門扉、窗子，連一片簾子都沒吹走。像他這樣隨遇而安的人，仍能在屋裡生存。

山丘上的林子逆著太陽成了剪影，陽光不強，很適合我們，我突然閃過一個念頭。

湯姆，等你完全不能說話後，你還保有自己，所有留存在腦內與意識中的東西將陪著你，因為你還是你，我懂，我知道你將在心中擁有全世界，你會好好地沒事。

是啊！一點都沒錯。

你所說的神奇美好，就是指這個。

沒錯。

沒錯！

陰影消失了，太陽消失了，公園裡空盪盪地只有我們。

你知道嗎？雖然面對抗癌的紛紛擾擾，我們還是必須繼續這樣對話，保持對彼此的關

注，因為現在我又能思考了。我可以觸及一片清明境地，想起自己有多信任你，因為我瞭解你，所以能理解。有時因忙於處理事務，我會忘記，現在我覺得好多了，好很多了。這是唯一能讓我們繼續一起走下去的方式，我們一定得記住。

是的。

以下是後續的事，我們這次散步是在週一，到了週二，我們聽說他們會補助新藥癌思停的費用，湯姆的右半邊開始失去功能。星期三，我們走了一小段不到十五公尺的路，去餐館慶祝好消息，我們差點走不到。週四，我們待在家裡，週五我們又待在家中，湯姆沒辦法走到廚房，我們便把桌子搬到客廳。星期六，他無法走去廁所，四個人陪他走出房子，走下三十八階中的二十三階到一樓，然後上車去醫院。

■ 艾維最愛去帝國戰爭博物館，有些理由很能理解，其他的我就不太確定了。艾維熱愛「帝國」，還把「戰爭」兩個字加到其他喜歡的博物館上，自然「戰爭」博物館、科學「戰爭」博物館、霍尼曼「戰爭」博物館，彷彿都被他併吞了。這是他的第一個玩笑。重五金、槍枝、飛機、火箭和巨型卡車——對他這種年紀的男孩深具意義，雖然他在家裡很少玩戰爭遊戲和軍事活動。也許「戰爭」一詞令他覺得深不可測，天知道孩子是怎麼想的。男生很愛聽到這個字，似乎能將所有焦點與注視凝聚成一團火球。

今天我心情沮喪地帶他去博物館，因為他在家亂發脾氣，而博物館搭公車一下就到了。安迪陪湯姆在家工作，兩人合作得很開心，艾維太礙事了。我並不想出門，博物館裡我唯一能忍受的是一九四〇年代的房子及複製潛水艇，其餘地方我跟鴿子一樣盯著地板，亂走一通，專心度趨近零。

不過我還是注意到有新的東西了。前方基柱底下，是傑瑞米・戴勒[50]的作品《巴格達，二〇〇七年三月五日》。那是被炸彈轟過的一部廢車殘骸，藝術家把當天停在穆泰那比街的一部車子，從世界彼端運過來放在這裡。那次爆炸死了三十八個人。這是一種運輸的表現：把遠處的東西搬到近處。我不是在基督教環境長大的，不相信什麼變體的聖餐，但奇怪的是，這作品幾乎令我相信，某種東西可以轉變成別的東西，物質可以同時以兩種狀態完美地存在，肉體與血。我沒辦法閱讀正文，也不理解眼前任何物件的目的，更甭提什麼複雜的本體論了，但我激動而迷惑地望著，直到艾維抓住我的手。他想去看潛水艇。

接到癌思停的消息時，我們正在潛水艇裡。潛艇裡的展示設備已經壞掉好一陣子了，船員每次都會死於非命，因為不是壓力表壞掉，就是水底的音頻卡在鯨魚的叫聲上。我不敢期望什麼。我跟著艾維亂轉，目標是盯住他，混過這個下午。雖然我沒告訴他什麼訊息，但孩童探索環境的能力令人驚異。展間很窄，極受小孩歡迎，我收到簡訊時，艾維正與另一名小孩，在潛艇窄小的帆布床上玩，將小女孩床上的簾子彈開。

癌思停補助獲准

我倒抽口氣，往後一退，重重撞到另一位家長。這是什麼？連串演不停的故事：公與

㊿傑瑞米・戴勒（Jeremy Deller，一九六六～），英國當代藝術家。

私，家與外界，父與子，生與死的延遲。太令人震驚了。愛會有創傷，死亡會有創痛，但基本上全都是創痛，只有灰飛煙滅才能令傷痛停止。我喉中有記嚎聲，真希望我能跟另外這位家長，這位剛才被我撞上的男子交換立場。他是位法國父親，帶孩子到倫敦博物館玩，我好希望自己是他。

潛艇太小，容不下這項消息，我吸不到空氣。艾維的遊戲結束了，我將他拖到更寬敞，沒有重炮的地方。湯姆和安迪在家中非常興奮，我腦中混亂到極點。這項消息的意義雖未可知，但我們只剩這個辦法了。我們總是一件事接著一件事地處理，而這是最後一件事了。有人認為值得一試，希望我們採取行動，我們當然義無反顧。

■ 後來大夥紛紛跑來我們家：蘿拉、堤姆、湯姆、珍妮，羅傑、察爾斯、里查、馬克。我撐了好久，最後終於上床，把他們丟在樓下，但我還是豎耳聆聽，想藉此融入大夥。湯姆的大舌頭充滿詼諧，**把拔的聲音好像聖誕老公公**。一群人聚精會神地聊著——停頓、搶話、提示、對談、暢談、彼此搶話。他們突然爆出大笑，大夥都醉了，沒有人肯安靜。他們在談什麼？談他們在乎的事：回憶、爭執、立場。他們正在談將要失去的東西，對湯姆來說，越晚失去，話便能說得越流暢，流暢背後伴隨著黑暗。

艾維睡死了，我跟他們一樣躺下，並留心黑暗階梯上傳來的聲音。我是座石雕的墓妻，以我的長背封住睡床。他們現在聊些什麼？我不確定，我半睡半醒地躺在床上，像偷聽樓下大人講話的孩子，以為那是唯一重要的談話。我跟孩子一樣興奮，覺得這是唯一重要的談話。

第二天，湯姆長久來第一次感覺疼痛，我們不確定該怎麼辦。每次術後，醫師都會給他開止痛藥，但他一能表達，便會拒吃。我吃的止痛藥都比他多了。腦是個沒有知覺的器官，挺傻的，不會痛，但現在他卻感覺到痛了。

湯姆試著對我描述痛感，但我們很難理解別人的痛楚，所以我真的不懂那是什麼感覺，表面看來，像是在傷疤前方與眼睛後頭游走的頭痛。我很擔心他的眼睛，怕那是疼痛攻擊的下一個目標。

我已數不清有什麼藥了：抗癲癇藥、消炎藥、護胃康、降血糖藥、美腸順腸溶錠、服利寧錠、利尿劑、保骨錠。我希望湯姆吃止痛藥前先吃點東西，許多藥都得**跟食物一起服用**，但藥跟食物是相反的東西。

我站在他後邊撫著他的背，湯姆用湯匙緩緩將玉米片送入口中，前襟上滴了一些牛奶。艾維加入我們，撒嬌說**我也要**。我倒了些玉米片給他，他討好地坐到湯姆身旁。**那我呢**？我也開始撫摸艾維的背，我是這幅生動畫面裡的神聖象徵，就像客棧招牌或塔羅牌裡的圖案：撫摸雙背的女人。艾維心滿意足地慢慢將玉米片舀進自己口中，有些牛奶在他面前滴下來。我雙手劃圓，望著窗外的樹林，良久良久。

■

一早才八點鐘，災難已經開始了，將我從茫無頭緒的睡眠，扔入黑暗的深坑中，我奮力掙扎。難道所有早晨都像這樣嗎？也許吧，我不知道。我已跌到谷底，不再慌亂地去接捧掉下來的東西，不再四處奔走或懇求了，我只是坐著。

我緊握一杯咖啡，艾維已吃過早飯，湯姆也服過藥，坐在沙發上了。這個坐姿讓他的身體變成兩倍大，因為拿所有從對面沙發挪過來的墊子支撐著，那沙發現在只剩空架子，還露出裡頭的髒東西。湯姆坐在那兒，像個佔據房間的巨人，他說著話，打著手勢，不過他經常睡著。過去六天，我日日目睹某些東西流失。湯姆病倒了，無法自己起身或走路。我知道居家照護的最後階段就要結束了，當最後一晚轉為早晨時，已悄悄流逝。

早上六點，灰暗的地板上積著一灘尿水，一切都是第一次發生，然後你會明白，之後的事再也不會令人驚訝，因為已經走到這個地步了。

艾維興高采烈地跑進來，他在房間衝進衝出，聲音跟著跑動，片刻不停，如歌曲般地忽高忽低，間雜一連串聽不太清楚的描述。他將手裡的噴射機舉在肩高處，小心翼翼地跟地板保持平穩的距離。艾維知道聲納、雷達，以及一些跟破壞有關的單字，他用噴射機和三輛樂高火車解說死亡，這都是從電影《哥斯拉》學來的，吵鬧得不得了。不過跟之前兩小時的狂亂相比，艾維的吵鬧算平常了。我習慣性地叫他，**噓**，**安靜點**。**沒關係**，湯姆說。**好吧**。

通常我覺得湯姆無法理解玩野的艾維，他就像太過繁複的樂譜，像某些瘋狂的十九世紀浪漫樂，把全部樂團與合唱團都用上了。湯姆現在不愛這些，他不聽馬勒了，反正我也不喜歡馬勒。不過我發現別的音樂也被剔除了。湯姆需要更單純的樂句，音樂也許複雜，但主題是沒有歌詞的單線或雙線樂音：巴哈、拉莫、庫普蘭、德布西。事實上，巴哈正是我們此時的狀態。

妳看，媽咪，艾維說，**這邊是緩衝器，然後這架飛機這樣飛過來城市就燒起來了可是火車沒燒它們跑進水裡了它們很安全水不會燒起來很堅固哦媽媽妳看這個很堅固媽咪媽咪真的很大聲這裡它過來這裡然後火車很聰明哦它們很安全很近了哇哇哇碰沒有什麼能傷到火車救火車會來好心地幫城市澆水然後日本人就跑來了有大爆炸但火車已經在水裡了所以它們很安全哇哇哇。**

沙發抬高了三十公分，我們跟孩子還有火車及消防車一起坐著，遠眺凸窗外。多出來的高度改變了沙發原本的功能，也能當成架子或壁架。我喜歡這裡，只要沒發生其他壞事，這裡是我、湯姆和艾維過得還可以的地方。我若往後靠，可以像陽光下碼頭邊的女孩一樣懸盪兩腿。對我來說很好，對湯姆則不然，因為沙發是他的一切：是床舖、坐椅與避難所。醫院的病床還沒送來，得等我們的文件先通過社會服務的層層關卡，反正就算病床送來了，我們也不知該拿它怎麼辦。現有的三張沙發要往哪兒擺？我們每張都很喜歡，而且各具重要價值。黑綠色的沙發是我在用的，粉紅的老沙發給湯姆，破舊的藍沙發是孩子的。如今我們全部的生活都在粉紅沙發上進行，三個人經常待在上頭。病床若送來了，雖然好用，但沒有價值，病床只能在湯姆生病期間使用，之後就會送回去了。是的，在生病期間。

我一手攬著湯姆的肩膀，一手緊扣住我的咖啡。天光聚集甚快，我們正對著窗戶，我們兩人都準備好了，就快來了。**來——囉**。太陽突然溢過對面屋頂，鐃鈸似地噌一聲，竄入外面的樹裡，噴濺出盈實的金光。那棵刺槐和滿窗的樹景，是我對這房子一見鍾情，想擁有它的主因。檸檬黃的橢圓羽狀光芒綴著玻璃，將金光灑入室內，潑在我們身上。我突然平靜下來，這感覺是打哪兒來的？是因為我們彼此相守相伴。這是**我們**的災難，我找不到別的名稱了。艾維的噴射機中間用膠帶修黏，飛機發不出響聲，艾維只好自己來。他把飛機停到湯姆肚子上，**轟——咻——**。飛機再次起飛滑走，傾斜急彎。他繞了幾個圈子後又回來，把飛機換到另一隻手上，用空下的手撫著湯姆的肚皮。艾維抬頭瞪大眼睛看著我們，開心極了：對我們、對這個地方、飛機和光線。我得拍張照，但我沒動，我將來會記得什麼？他會記得什麼？這種美好、奢華的感覺嗎？然而湯姆就要離開我們，真正地離開我們了。**好美**，湯姆說。

藍色房間進入最美的階段，當晨陽耀目，牆壁的飽和度將達到頂點，這房間的顏色，就是為了這些陽光而挑的。我不信命，但這裡是命中注定的實例，在所有演色表裡，我竟獨獨挑中這個藍。

兩小時後，我撥了一通電話，然後我們送湯姆進醫院了。我事前並不知道自己會這麼做，但湯姆睡著了，艾維在鄰居家，我做出判斷，一旦決定，便立即執行。不知為什麼，我做的一切都很順利，今天明明是星期六，但所有人剛好都在。我打電話給B醫師，她回電給我，說她打電話給剛好在病房待命的總醫師。對方打電話給我說有空的病床，但我們必須去醫院才能佔到床位。這是行動的催化劑，我們兩人都感到雀躍，雖然湯姆幾乎無法走路，但我們得盡快離開家，而且不容失敗。失敗的話表示得讓出床位，湯姆便得麻煩人來照顧，或得叫救護車，而且還是得繼續等病床。湯姆是家人，所以不是麻煩，也不是工作。我們不願再等了，只是得設法去醫院。

我打電話給堤姆，他立即趕過來，接著門鈴響，又不請自來了兩個人，我們是個團隊，四人合力幫忙湯姆下樓。堤姆在後面，馬特在一側支著他，瑪麗安娜幫他挪腳，我在前方負責指揮、傳呼、開路並加油打氣。**繼續來，繼續朝我走，就是那樣，很好**。

我看出湯姆的右腳完全不聽使喚，成為一隻套了鞋，必須以手移動的物件。他已經不行了，右手搖擺著輕輕劃過空中，不確定該擺哪兒。他的腦逐漸無法控制右側了，右半身的牽引動作十分有限，也無法維持。這一切都很明顯，但也看得出我們四人只是手動的操作者，主要還是得靠湯姆。沒有腦子，身體無法移動，而湯姆就是腦。他專心凝神，動作非常緩慢。一個精煉過的，心思剔透、全新打造的自己，被迫降生，他用思考力讓自己下樓。

意識透明的薄片，像最薄的麵皮或金葉子般地輕輕彼此相磨，碎落成粉塵。我目不轉睛地望著湯姆，他擠出所有殘餘的力量移動身體，一階一階地移動。整個帝國都在瓦解，如此壯觀而難以置信。我雖然懷疑，眼睛卻仍緊盯，我將目睹一切。三人護著湯姆走下來。中央的男子，身後的一位及兩側的兩個人，在梯階上形成一組緊緊相纏的奇異組合，這些人彷彿被擠進一幅窄小的畫作。十三個幽暗的梯階、一個轉彎、左邊是書架、經過一條窄道、還有三個未上漆的木梯階。接著是公寓的長道，可推嬰兒車和玩滑板，接著又是六個石階，然後我們來到秋風中了。湯姆的腳猶疑著，步下街頭的邊石，進入車裡，攪亂一堆黃葉，於是這個男人離開了自己的家。

第三章　浮冰

二〇一〇年十一月一日

親愛的朋友們：

有兩件消息，第一，湯姆這週末住院了，他右半身的行動力上週急遽惡化，已不再適合居家。

他心情很好，我們希望能保持那樣。他會很樂意見訪客，病房同以前一樣。卡片、照片、紙箋都很歡迎，有時打電話亦可。

第二項消息是，癌思停化療的補助金已經核下來了，我們上星期才聽到這消息，很高興，也很驚訝。化療排定週三開始。

這段非常時期雖極不穩定，卻也很神奇，最近湯姆在朋友們的協助下，講了很多話，也寫了很多東西。

愛你們

八樓完全是另一個世界。高樓基層四周的強烈氣流有如暴風，但電梯快速升空後，樓頂的空氣便十分柔和了。在病房裡，我們的呼氣與其他人的吐氣緊密混雜。病房裡的溫度雖是恆溫，但從外面進來的我從來搞不定；不是穿得太多，就是穿太少。在這個止痛的地方，倔強的湯姆自閉成一坨純感覺的豔麗血肉。他的狀態似乎很差，或者這已是他的常態了，我不確定是哪樣。湯姆入院後，得靠人幫忙才能移動，他很具體地困在一個動彈不得的病重軀殼裡，但精神卻異常煥發。

湯姆對「具體」向來很有定見，主要針對藝術。**身為畫作裡的人是什麼感覺？**他非常重視具體、具現的表達方式與奇特的表現手法。他覺得身體的不聽使喚很有意思，而且竟然還是**自己的身體**。

湯姆在肢體上有很多事要學著做，因為一切極為不穩定，雖然有許多辦法可以解決腳失控的問題，但心理上，這是一個非常辛苦的新世界，僅能靠他人的協助來移動。這跟某個物件、裝在袋子裡的狗或套上睡袋的人不一樣，比較像是一名當權者、獨夫、外來體。搬動湯姆的裝備其實很簡單——升降機、毯子、皮帶、椅子——我覺得極具巧思，且需要他跟護士雙方拿捏到位：由湯姆提出要求，他們負責配合。湯姆絲毫不以自己的身體為恥或覺得尷尬，由於沒有這種念頭，反而忽略其重要性，但我倒很欣賞這種態度造成的影響。那不是強做鎮定，而是直來直往，不打高空的做法。非關道德，只是他的身體不行了。疾病有時像塗在身上的粘液，讓人感到丟臉，不覺羞恥反令人豁然開朗，沒有罣礙。

對於一個不想被靜靜丟在角落裡的人來說，我們佔到了迄今為止，最棒的病床。我們在入口的第一個床位，就在護理站隔壁，從窗口能看到護士所有的動作。護士們坐在一堆咿呀作響的輪椅上聊天、交換意見，並坐著接聽好幾個小時的電話。他們邊閒聊邊逐條完成清單上的項目，有時中途加速幹活，但依然不離其坐。他們在病房裡迅速走動，卻悄然無聲，就像學過亞歷山大技巧[51]的帶位人員。這也囊括在他們的訓練中嗎？教人如何走動？他們如舞者般地，透過肢體表現人格，在舞技上各添特色：和藹的、緊張的、冷靜的、可笑的、慌亂的、平順的、嚴厲的、平靜的；豐富而多彩。這就是我們現處的環境，他在這裡很自在，跟平時一樣活潑，且要求越來越多：越來越多。

湯姆的床頭夜燈上，吊了一個隨時都很顯眼的漆板標示，是鮑伯與羅貝塔・史密斯[52]郵寄來的作品。上面寫著「我相信湯姆．盧伯克」，板子後看不見的地方，還有一則手寫的紅色訊息「視覺是最好的藥」。

病床四周的紙簾是濃重的天青藍，簾子將我們的空間限縮在幾平方公尺內，營造出一個密集的戲劇場景，在這裡，湯姆所做的一切效果都被放大，對他的觀眾造成極大震撼，可以很滑稽、很好笑，或令人憂心，端看你的心情如何，以及你們的友情有多深。吃 片義大利臘腸、有人能瞭解、撫摸他的頭、喝杯咖啡、看部電影、聽聽奇聞軼事、找到一個單字、聽音樂、看到朋友從角落裡冒出來：這些都令他開心，湯姆的反應真誠而迷人。他會拉長音說**沒——錯——**，眼睛瞪到斗大，為看見的東西放光。

醫院的食物恐怖到無以復加，每次食物送來，我的胃就打結。**我真的被他們打敗了**。為了確定自己沒有誇大，我試著去吃：有一天是加醬軟骨，另一天是半生熟的切片涼蕪菁加胡

51 亞歷山大技巧（Alexander Technique），教人在日常活動中，放鬆不必要的緊繃肌肉與心情的技巧，常做為表演訓練。

52 鮑伯與羅貝塔．史密斯（Bob and Roberta Smith）本名為派翠克．布里爾（Patrick Brill，一九六三～），英國當代藝術家、作家。

蘿蔔。這不是病人或正常人該吃的東西。後來我餵湯姆吃：燉飯、麵條、沙拉、湯、香腸、壽司，有時從家裡帶，有時從市場買。雖然我跟許多朋友已經很努力提振受爛食物打擊的士氣了，但我無法天天張羅三餐，湯姆偶爾還是得勉強吃豬食。藥物讓他胃口大開，許多高熱量的零食送來，他可以毫無節制地吃一整天，我過了一陣子才知道他在幹嘛。

但他的感官與膨大的體形相反，日漸受環境的侵蝕，若要湯姆感知任何新事物，得有窄巷放煙花的威力才行。他的嗅覺、視覺、味覺，遭受棉床單、可悲的餐飯和一排排穿著蒼白袍子及長褲的病人蒙住而變鈍了。我用輪椅推他到外頭河岸邊，奮力在倫敦橋上的人流裡鑽行，並經過工程蓋到一半，看起來死模活樣，玻璃在半腰處閃閃發光的神秘夏德塔。這就是巴比倫，路上充斥著行色匆忙的工人、通勤者、煙槍、業務員。這次外出非常累人，我到後來才領會這點，但湯姆覺得很驚喜，精神大振，他愛死了。輪椅逼得你去貼近別人，你面對的不是人們的臉，而是他們的腰線、軀幹與身體，看到衣服塞在手臂與雙腿邊的線縫，看到人們的汗水與不合身的衣服。天啊，人真的很臭，他們的香煙、衣物、邊走邊吃的食物！湯姆的五感被醫院逼退到最底線了，回病房後，一匙從市場買來的小辣泰國菜——我以為很好吃——便害他哀叫連連，整臉漲紅，拚命灌水才復原過來。燕麥蛋糕上的奶酪則讓他讚嘆不斷，差點流下淚。

湯姆的要求越來越多了，今天我必須帶夾克、毯子、石榴汁、柳丁和香蕉、指甲剪與直筒馬克杯。夾克和毯子是準備外出用的，因為科陶德藝術學院要展出塞尚的《玩紙牌的人》，五個版本中的三個版本，我們一直打算去看。這是個很適合，但得動用複雜後勤的出遊，也就是說，得動員莎佳和偉文，要一輛輪椅，交通運輸，並花費一整個下午看展。我學會好多以前對身障世界不瞭解的事，你很難相信這一切發生在數小時內。隨意舉例：我知道倫敦計程車對輪椅族的漠視，各地方的出入口小到不行，推著一名成年男子走數小時路有多麼困難，非身障人士的行動自由何其可貴。相反地，我終於明白護士們的用心良苦，願意協助其中一位病患，完成一項純休閒的野心。

畫廊裡的作品很動人，展示的主題很集中，塞尚筆下的農夫像復活島上的石雕般駝著背：其中一幅來自紐約大都會博物館，一幅來自科陶德藝術學院，一幅是奧塞美術館的，另外還有其他作品。我們整整待了一個小時。

湯姆說，**妳非做不可**。意思是，他沒法做開場白，但若由我起頭，他便能加入了。我跟朋友們圍到輪椅邊，大夥在一幅幅畫作間來回慢慢走動，我沒做好心理準備，我好討厭塞尚這些又聾又瞎的男性人像。我們對畫作的年代起了小小的爭論，結果湯姆說對了。不管你如何形容畫作：一幅代表其他事物的人為物件，塗繪過的木板或帆布，一種幻象，對世界的詮釋，一種符號，歷史事件，或一個片刻，但畫作真的非常複雜。當你知道自己所見有限，要如何停止觀賞？要看多久才算看夠？

我們遲到了，湯姆已筋疲力竭，累到開始發抖了。我在雨夜中設法送他回去，站到河岸街的安全島上攔計程車。由於河岸街是單行道，計程車得迴轉才能到他身邊。我請第一部計程車的司機去載輪椅，**好的**，**小姐**。司機說，然後我目睹他的尾燈沒入反方向的車流裡。沒有別人停車了，斜雨夾落細冰，倫敦的冬雨悲苦悽愴。不知我以後能不能有正常一點的慘況。我終於攔下一部車子，讓自己坐進去，並強迫司機迴轉了。我正在苦戰時，一位臨終關懷機構的女士打電話給我說，身為照護者，我符合接受輔助療法、按摩、針灸及芳香治療的資格。我狂躁地對她大聲咒罵，一邊將電話掛斷。

■湯姆要一本書，我們在電話上討論。他說，oyster（牡蠣）。**不對，媽的。好吧，在哪裡？在我的書裡。再試一遍……oyster，不對，是Oster。**我知道他並不想讀Paul Auster（保羅・奧斯特）的書。**我們試著用刪除法，是在你的書桌上嗎？**我們還是茫無頭緒……**先暫停十分鐘吧，湯姆，你會想到的，我再打電話給你。**

一會兒後，我接到電話，The English Auden，**是的，很好，在哪裡？臥室擺詩集的書架上，一本粉紅色跟白色的書**。找到了，The English Auden是一本散文與詩的合集，書本奇蹟般地立在那兒。**還有一本「統儀持」**，那個容易，是指羅熱[53]的《羅熱同義詞詞典》。找到了。目前為止，我們總能達成目標，每次你說我猜時，我都努力把它想像成一幅待解的拼圖，免得難過。

後來，我發現這整場對話——**詩集架上的 the English Auden，放在我們的臥室，粉紅色和白色的散文與詩作合集**——被他拿鉛筆歪歪斜斜地寫入筆記本裡了。湯姆是個筆記本的長

---

[53] 羅熱（Peter Mark Roget，一七七九～一八六九），英國醫生。

期愛用者，他用筆記本寫字畫圖，隨身攜帶一本。我慢慢愛上了這幅景象：見他高舉筆記本，然後輕鬆地架到胸口，手拿鉛筆，望著一旁，彷彿旁邊**真的**有事發生，然後突然一陣疾書，用幾道線條，將想法化成文字寫下。找筆記本跟找煙抽的習慣很像，癮頭一來，便得付諸行動。過去幾個月，他更是無處不用；筆記本的角色變得極為多樣，功能也更加徹底。當場記下一切成為一種必須，不再是單純的記事，因為以後他也許找不到字了。所有事都得用到筆記，筆記本標示出他連續的存在。

家裡每個房間都能找到筆記本：小的、黑的、沒畫格子的、每頁僅輕描少許數字的，有時只有一個字或單幅的圖形。湯姆用紙向來不手軟，他的字原本就難看，很難說現在寫得更糟了。他用的自動鉛筆我用不來，我並不笨拙，但就是學不會用這種筆芯細如變硬的蜘蛛絲的鉛筆。湯姆的筆觸一定很輕。

八月第一次在醫院小住後，湯姆的服藥從一天兩種飆升成八種，我自己弄了本的筆記簿，黑色的封面在口袋裡溫暖著我的手，無論我到何處，都伴著我。筆記前面是湯姆和他的各種需求：藥、我們倆拼出來的字、X醫師說的話、Y醫生說的話、各種診斷、癲癇發作日期、要問的問題、各種專業人士的電話。筆記後面，頁數少了很多的，是與癌症非直接相關的事項清單。簿子前的事項不久前已超過後面的事項了，不過筆記本現在還很實用，於是我用膠帶把一本一模一樣的筆記黏到前方繼續寫。

湯姆打電話來問別的事：有三個，白色優活酪，他說。**不對，你應該不是要三個優酪乳吧。不是，我知道，不過我要妳能找到最大個的。優活酪。不對，甜心，還是說不通。OK。**一會兒後他回撥：**T恤。是的，我知道。**我已經猜到了，衣服已打包好，事情解決了。

我們面對面對時，可以輕易解決問題，但透過電話，則像在採石場的兩端對話：在被擊成碎石的大岩塊，在佈滿巨石，處處橫阻的崎嶇地形裡，在滿是灰塵與落石的石場中，我們在幾乎無法穿越的岩石間，在沒有標示的窄徑上相遇。每一次對話都得走不同的路徑，而我們從來都無法熟記任何一條路，然後再走一遍，除非例外。事實上，沒有什麼永遠是對的。我們會突然在深夜接到電話，然後就會發生所謂「跟以前一樣」，但其實是最近才常發生的事。我會聽到一個了無意義的發音，卻是重要線索，我很想埋怨命苦，但連埋怨都嫌奢侈。

我是背對太陽的黑色大地上，一個小小的跳水者。我站在最高的跳塔上，算好行進速度，彈跳兩次，將跳板的彈力納入體中。我被彈到空中，做出完美的起跳，感覺溫暖的氣流自地面升起推著我，可是我繼續往上飛升，不肯停下。速度將我彈得太遠了，我應該進入墜落的曲線，開始往下墜了。我已做好下降的準備，重力拖住我的大腿。頭部的重量，那沉重而困擾的頭部，應該將我往下拉，減緩我的升速，但我依舊持續彈升，我聽到朋友們緊張大喊。高空跳水者彈起來後，接著彎身，控制轉彎，靜悄悄地切入水面，不會激起漣漪或濺血，跳水者把頭當成鉛錘，讓身體垂成一條直線。這是跳水的規則，重力是媒介。我的速度變慢了，準備扭身，可是我扭不成。我沒有放慢、沒有上升、沒有扭身、沒有下墜。接下來會怎樣？我當然會停下來，懸在空中，永遠掉不下去。可是不對，我連停都停不下來。什麼都沒發生，唯有上升的移動現在成了覺察不到的飄浮。我仍在移動，飄至無法觸及的遠方，但我心裡只想著要扭身，身體亦擺出往地面俯衝的姿勢。

二〇一〇年十一月五日

親愛的朋友、同事們：

湯姆寫了一篇關於他在二〇〇八年確診罹患腦瘤後，生活及工作情形的長篇文章。文章將於本週日，二〇一〇年十一月七日，刊登於《觀察者》上。你們大概會想看。

對於住在遠方的你們，文章也會登在網路上。

請將這個消息轉寄給朋友、讀者和湯姆的支持者。

院方開了一場病例會議，決定未來的處置。我經常反覆推敲未來，我懷疑他們能否比我更有想法。我在開會前十分不安，就像在準備開演，我上網查詢。

我在找尋另一個家，我們家顯然已不再適合居住了。輸入關鍵字後──本地、一樓、一人、進出容易──我在搜尋結果的開頭看到一間很特別，但寫得不是很清楚的房子。我把資料印出來，坐了一會兒，然後上床。那是一間單房的透天厝，以前是馬廄，有落地窗。房子很近，就在公園對面。就解析度72的JPEG檔看來，房子的門應該夠寬，可以進出輪椅。浴室設在樓下，且似乎符合所有職能治療師的要求，我以前經過這棟房子時，也好奇地注意過。

我們可以住在那裡，艾維和我可以睡到中間夾層，湯姆的床可擺在透光的長窗下，兩人在夜裡相談。再過幾週就是耶誕節了，過節的問題迫在眉睫。我覺得我們應該好好過耶誕節，不該待在醫院裡，所以我想找別的地方慶祝，這房子很合適。我們住定後可以邀所有人來，大家一定會到。你可以煮頓大餐，找一大票人。我知道房子很貴，也很冒險，這計畫相當瘋狂，但畢竟有計畫。我把兩張紙釘在一起，打算拿到會議上。我覺得心裡舒坦多了，便不再尋找。

第二天，我們在親友室裡集合，艾維漸漸喜歡上這裡了。物理治療師、職能治療師、一位之前沒見過的醫生、年紀極輕的護士、和一位澳洲來的扁臉社工，據說是指派給我們的，我以前沒見過。B醫師的總醫師直到會議結束前十分鐘才到，出院協調員或緩和醫療組的人都沒出席，我實在搞不懂這個會議，讓人覺得想將湯姆踢出醫院的就是澳洲人。我們根本沒接觸過緩和醫療組的人，不清楚他們是否應當出席。會議晚了一小時才開，癌末病人在輪椅上苦坐雖然很辛苦，但我們極具黑色幽默，並不以為忤。我把小馬廄的圖片拿給湯姆看，他開心地瞪大眼睛，驚奇地轉著。湯姆的臉是齣移動喜劇，他的眼睛輔以眉毛，能完成很多表情。它們就像海葵一樣，對環境做出細微的反應：海洋溫度的些微變化、浮游生物群、暖流或朝它們流過來的汙染。它們可以膨脹兩倍大，笑時深皺入他的臉中，攫住你的目光。湯姆認為馬廄看起來很棒又有趣，他全心相信我能找到辦法，因為他的信任，我也跟著相信這很合適，我們的看法一致，且瞧瞧這些人會怎麼說。

會議開始時，澳洲人很強勢地主導一切。等我們表明家中不適合居住時，他竟衝口說，我們絕不會想去住本區任何療養院，因為都蠻爛的。他用「爛」這個字，房中有人對他的態度表示抗議，但不痛不癢。目前為止討論如下，湯姆不能住在醫院裡，湯姆不能回家，但療養院根本不用考慮。

接著大家排山倒海地反嗆澳洲人，他的負面態度還引發一場內戰，質疑這場會議根本浪費時間。後來我在電話上把他痛批一番，將他可悲的道歉罵到一文不值，但是，今天竟沒人反駁他。顯然其他人都沒有什麼想法，由於我擬了一份計畫，由於僵局對我們毫無幫助，我只好拿出房仲的文件給大家看。我坦白地說，唯一讓湯姆出院的辦法，似乎是由我花錢了事。大夥沉默不語，湯姆哈哈大笑。澳洲人說，如果我們有適合住的房子，那麼湯姆可由增編的社區照護計畫來照顧。又是一片靜默，換我哈哈大笑，在心中很快地把住院前，失靈的社區照護計畫想了一遍。澳洲人說，那是本區提供的兩種選擇中較好的一個。

會議停擺，窗上的貼紙寫著「防塵密封——請勿打開」。醫院工作人員也許知道這只是說說而已，但我沒在這種地方工作過，並不明白。我不懂發生什麼事，包括大家集合所花的時間，這場會議耗費七個大忙人，一小時又四十分鐘的時間。房裡的專業人士彼此推拖，由澳洲人主導，其中兩人完全沒發言，包含值班的病房醫師，她把椅子當成門擋，一腿跨在房間外，顯然很想離開。我覺得群龍無首，在場沒有總醫師或像B醫師這種權威人士，是個問題。又過了一會兒，我懷疑我們自己是另一項問題。湯姆和我一副嘻嘻哈哈，甚至很放鬆的樣子，且態度十分一致。或許我們太小看此事了，以為自己能應付任何問題，所以從不覺得事態緊迫。這很難，因為我們認為，在種種困境下保有自我，是一種精深的遊戲與藝術，這是我們的做法。我知道湯姆是這麼做的，他很努力，但不勉強，我則配合他，兩人一搭一唱令外人費解。

這場會議缺少對我有利的簡述，只要一句話，**湯姆需要二十四小時照護**。這是個一目了然的清楚概念，講一句話就成了，但會議中竟無人提出半個字，直到一個星期後，其中一位叫凱倫的護士回想時，才說出來。我聽到別人如此隨意而精確地描述後，臉一下漲紅了。**他的確是需要啊，我怎麼那麼笨**。另一句沒人說的話是：**社區照護計畫不提供值夜照顧**。這也是一樣簡單的建議，房間裡大部份人都知道，只有我不知情。這件事也沒人提，所以我只好帶著我的耶誕馬廄離開，準備紙上作業，希望讓計畫生效。

■　艾維正在使性子，他剛從午睡被叫醒，還有起床氣。

要雞肉、不要雞肉、不是那樣、不要骨頭、要骨頭、不要不要、要雞肉，我累了，不要啦。

冷靜點，冷靜下來。

我沒法冷靜，我好害怕。

我們大家心情都不好，這很難，艾維，但你做得很好，非常好，我知道你在煩惱爸爸的事。

沒有，我才不煩，我是煩雞肉的事。

跟艾維談話處處都是陷阱，在踩中地雷前都看不見，它們可能炸往兩種極端，像驚心動魄的火焰、炸成狂歡的五彩紙屑，或讓人心痛到腦袋發麻。這會兒艾維在我前面的走廊上跳舞，身上的尿布歪晃著。**我這樣做的話，我的便便就會在尿布裡面亂滾哦**。艾維很珍惜他的便便，不許便便從體內掉入空中，他雖已能在廁所裡尿尿了，卻仍堅持用尿布讓便便安全地貼著身子。我壓力已經很大了，被這件事搞得煩透了。很多小男孩有這種毛病，我不知道艾維算不算特別怪。

看著他，我並不覺得爸爸生病的事對他的心理有明顯影響，我們對他毫不隱瞞，一切都攤在他眼前，這表示他是個很懂察言觀色的孩子。我對任何焦慮、身體變化或行為異常的警訊很敏感，在艾維纖長乾淨的身上，完全看不出來這些跡象，他沒長溼疹，或迴避玩耍，不會凶其他孩子，東西照吃，但心裡都掂量過。艾維一學會說話，就是談我們。把便便包在身上，也許是他的防禦方式，言語表達則是進攻路線。

艾維，我們試一下坐到馬桶上大大。

不要。

這麼辦吧，你過來坐兩分鐘，算是為我坐的，你什麼都不用做，只要記得那種感覺就好。

不要。

為什麼不要，艾維，怎麼了？

我擔心爸爸的腫瘤。

我可以從他對我偏斜的臉上及他的語氣中瞧出，他正在打王牌測試我，而且耍得非常漂亮，知道這招能奏效，這是張自由牌。這些事的關連性，未必如他說的那般強烈，卻令人啞口無言。艾維，你是個操弄天才，「我擔心爸爸的腫瘤」此話一出，任何爭執他都穩贏。我一定一定會敗退，所有大人都會，艾維真是天才。**我們都很擔心爸爸的腫瘤，親愛的，不過便便是便便，腫瘤是腫瘤**。結果有了點小突破，艾維真的進來坐在馬桶上，我們聊著托兒所的事，談我們中午要吃什麼，談貝爾法斯特號館㊹，因為博物館就在醫院旁邊，所以我們會去，以及我們今天去玩的，落滿葉子的小溪。幾分鐘後，艾維起身跑掉說，**便不出來，我又不是大人**。這樣已離目標近多了，艾維抗拒離開嬰兒期，抗拒離開我，離開肌膚的相親和彼此相依的柔軟，私下在小房間裡做一件無聊的事，這都可以理解。

我很早就得獨自面對這個孩子，從來不是故意要獨攬他。艾維是我們兩人的結晶，有我們的混合氣質。今天一大早我幫他剪頭髮，把他從小淘氣變成小侍童。他很容易取悅：我拿一盒葡萄乾賄賂他，要他乖乖坐著。我們經常在夜裡獨處，就我們母子倆。主要是因為我太倦了，部分原因是我喜歡那樣，還有就是我懶得找人幫忙，而且主動幫忙的人變少了。我試著思索兩人將來的狀態，但心態仍停留在三人組，這會主導我們的互動，包括我的想法，就像陸地居民試圖想像島民的情形。

等三人小組不復存在後，孩子會留在我身邊。我還有力氣照顧他，並偷偷地照顧自己，是個不錯的小徵兆。今晚我吃了好幾匙從冰箱拿出來的青醬，還把他盤子上的剩菜吃完。艾維坐在沙發上，在醫院待了一整個下午後，他已準備要吃冰淇淋了。時間八點鐘，但我們的作息很隨興，晚餐放在我膝上，挨著爐火邊吃完了。**你要吃冰淇淋嗎？要。妳有買嗎？**他問。**有啊**。他對我燦然一笑，開心地踢起腿來。我對著冷凍箱哈哈大笑，這男孩真幸運，天啊，他真幸運。

艾維和我雖不會跑遠，但無論我們去哪兒，臉總望向空中的病房，就像那是唯一的高塔。它在每個清醒的時刻向我們召喚，我連睡時都知道它的方位，它是我們的磁極。艾維以自己的好奇、易怒、適應、親切、焦慮去感知它，我完全可以理解。我不在湯姆身邊時，仍

54 貝爾法斯特號館（HMS Belfast），曾於二戰服役的英國皇家海軍巡洋艦，現停泊在泰晤士河附近作為博物館。

心繫著他：無論是開車、思索、拿東西、載送、寫清單或回憶。

湯姆幾乎臥床不起，他無法看到拓往南邊的景緻，但能看到近日來，從大樓面向倫敦市區一側落下的，燦如火焰的光球。從八樓可以清楚地看到雷恩[55]完美的聖保羅教堂、泰特現代藝術館陰暗的高塔、泰晤士河、摩天輪。他們說就要下雪了，天氣越來越冷，日子既美好又可怕。美好是因為湯姆還能打電話給我，用濃濁的聲音跟我談笑。就像我說的，他的談話漫無邊界，含糊不清，幾近液態，他的聲音是液態的華麗呈現。可怕，因為現在湯姆永遠落在別人手裡，正式與家人分離了。沒別的辦法了。我們雖然分開，卻能用不同的方式與他重聚。我卸下重擔，不用費心防阻他跌倒、說不清話、癲癇、或病況加重。有時我可以過來陪他，雖然不是經常，因為總是有很多迫不及待的事得做。我們坐在床上，兩人耳裡各塞一隻耳機，聽利蓋帝[56]的電子音樂朝星群緩緩飄升。

病床的吸引力實在太大了。我們不想出院，但他們說我們必須走，有一晚便這麼安排定了。由於我們星期六早上就要離院，我便一大早過去送乾淨衣服。週間的病院裡並不忙，我到病房時，湯姆床邊的簾子拉起來了，由於我趕時間，便要求直接進去。**沒問題**。我掀開簾子擠入床腳旁的空間裡。

理著平頭的湯姆坐直身子，用枕頭撐住，三名來自不同洲陸的女人正在幫他做床浴。水很溫，還加了幾滴油，她們拿著溼布與乾毛巾，其中一人慢慢將他雙腿打溼，另一人清潔他的指甲，四人垂首交頭接耳，在最繁忙的醫院，在世上最擁擠的城市裡，他們彼此竟能如此悠緩。湯姆見到是我，表情一亮，招呼道，**啊！哈——囉！**她們也揚聲熱情地跟我打招呼。**妳不用急**，他們說，**妳可以留下來**。我並不想走，我從來就不想走，我不希望這種情形結束。湯姆是關注的焦點，他放鬆而樂在其中。一切都很好，最好永遠這樣，但艾維在樓下等我，我必須下樓了。我抱了抱湯姆，離開時簾子在我身後垂上，將他們圍在裡頭。在我心裡，他們仍在裡面。

我們要去朋友家，朋友的房子築在凹地上，那邊收不到手機訊號。天空陰灰沉實，雨水

---

55 克里斯多福・雷恩（Christopher Wren，一六三二～一七二三），英國建築師，為聖保羅大教堂的設計者。

56 利蓋帝・捷爾吉・山多爾（Ligeti György Sándor，一九二三～二〇〇六），當代古典音樂先鋒派作曲家。

落如噴沫。天氣非常冷，村子入夜後像施了宵禁，連酒吧入口都門可羅雀。每棟房子都有一架漂亮的大電視。

我最喜歡在特定時間跟湯姆說話：上午九至十點、下午五點左右，以及病房熄燈之前。我們的暗碼是，他想跟我說話時，隨時傳個空白簡訊，我便立刻回電。我們一天到晚打電話，我的朋友指示我到村子入口，路邊的一片矮墩，我若站到最高點，運氣好便能收到訊號。

天暗得只剩下月亮，月兒從一開始便跟著我。訊號像微弱的奇蹟般出現了，手機上閃出一個格子，接著兩個，然後我聽到湯姆的聲音。我用大衣裹緊自己，他好笑而黏稠的話語醉酒似地慢慢灌入我耳中。他好高興接到我的電話，我們兩人都鬆了口氣。他把他的語彙——他現在殘存多少單字，不到三十個了？——運用得爐火純青。我告訴他自己在土丘上、談月亮、泥地，並提醒他很久以前在蘇格蘭，他也曾為我幹過同樣的事：每晚找一片高地，把他的聲音傳給我，好像古老的民間愛情故事。我盡情地將自己的聲音投入夜空裡，因為沒有人會聽見。我們再三地互道晚安，用盡所有我們知道的晚安字眼。

■腫瘤變大了，原本的小凸塊只是開始。這算異常，因為大部份人在腫瘤變大前就死了。疾病透過傷疤這個最脆弱的途徑，從腦中鑽出來，在頭顱外茁生。也許這是好事，至少長在眼睛看得到，可以處理評估的地方，比躲在頭內，頂住顱骨，影響腦部好。湯姆頭部左側耳朵的上方，現在腫得像網球或柳丁大小了，還是馬鈴薯？一大塊軟黏土？

最早時，對螢幕上這顆初生的腫瘤提出特殊描述的，都是掃描師、醫師和神經學家，他們主觀地選擇表達腫瘤大小的字眼。當時他們說像豌豆、葡萄、彈珠、珠子。也許還說過珍珠、焗豆或巧克力豆、荔枝之類的話。過去幾週——還是過去幾天？——腫塊比上述物體大多了，而且看起來很張揚，有顆凶惡的蛇頭，又紅又黃，感覺就快把皮撐破了。之後我們還會遇到更多問題。

癌症看起來就像這樣，我並不知道癌症會長到室外，癌細胞會像植物般地在空氣中萌芽，當時我毫無所悉。有次我在格拉斯哥租來的房子，看見一大串雜生的醉魚草從窗框上長出來，野蠻橫亂地豎在空中。說它看起來像人還挺貼切的：粗壯、深黑、有血有肉又破落潦倒。我們差不多就是這樣。

我若告訴你，我們三個人在一起很快樂，在某方面根本不在乎這個腫塊，因為我們罹患癌症不是一天兩天，而之後發生的事，我們也都一起經歷了，你會相信我嗎？所以啦，我再說一遍，好讓你記住，這還算是好的。

■

我的腦子發生一段奇怪的插曲，紅中帶黑的壓力熔漿快速流動，熔漿表面冷卻成一層硬殼，包覆住底下的熔液，就在層縫之間出事了。我的情緒也有極限，你要知道，這個月我的工作量暴增兩倍，我得找一處能讓老公壽終正寢的地方，還得為孩子找小學，兩件事情的期限都是現在。我受諸多原因拖累而無法辦到——眾人的怠忽、搞錯方向、切割責任、不稱職、系統暫時當機、社工人員失職——總之，我沒有得到適當的協助，事實上，我根本沒有任何協助，能幫我解決第一件事。而我聽說，光是第二件事就夠困難了。

我沒有服用任何鎮定藥物，或許我應該吃一些。這段插曲是深夜與B醫師講過電話後發生的，談話內容並無令人驚異之處，只是讓我更確認社區照護一事，純屬海市蜃樓罷了。但這場對話卻有後座力，使我無法全身而退。談完電話後我直接上床，才剛躺下房間便旋了起來，像醉酒似地在黑暗中旋繞眩暈，這情形持續了幾分鐘，一會兒後我睡著了。

翌日早晨，我的皮膚自成一格地**活著**。我一醒來便感覺皮膚不對勁，像披著別人的皮，它不是處於靜止狀況，而是**十分活絡**，刺閃著小小的脈衝電流，在我的腳底、下巴、右肩和背部上戳擊。這情形一整天都沒有緩和或停止，我根本無法思考、專注。當我努力想陪艾維時，只想到臂上刺痛的神經。我一走路，腳底便刺痛難當，我難過到大叫。這情形隨時隨地會發生，所以我必須提高警戒，但要警戒什麼？我又無力阻止，這就像一場愚蠢的自我對抗，肉體動員起來了。「小技師」[57]正在扔迷幻藥，身體派出一隊隊小人國的弓箭手，在我體內勘查。我們接下來要攻擊哪個開關？**發射**！我們能攻擊哪裡？**這裡**！我整條手臂和背部的溝通系統都亂掉了，我被注射了活躍騰跳的電光。

我試著冷卻痛感，安撫自己說，**好吧，妳的身體在抗議它受夠了，妳可以當它是意識的**

57 小技師（Numskulls），英國漫畫，是一群住在人腦中，控制身體與心智的小人國技師。

延伸，這表示妳還活著。身體在說：「瞧——妳的腳在這裡，這一隻——瞧見沒？發射！這是妳的肩胛。」這只是一種升級版的知覺，提醒妳擁有這些身體部位。聽起來很瘋狂，但妳可以學著與之相處，反正妳已有過更糟的狀況了。

我的信心喊話變弱了，我沒力氣再喊下去，電刺繼續喧鬧。我好沮喪，我快死了。我有多發性硬化症，我患了某種可怕的神經病，運氣差的話，搞不好我們兩人都會死，而不是一個人，這並非不可能。我唯一的野心就是活下來，標準已經夠低了，我要活到艾維二十歲，那是我的目標，這樣他才不會太難過，我也才能再撫摸他的頭，聽他告訴我一天怎麼過。我真的不在乎任何事了。

我跑去看病——很不錯的F醫師——他幫我做了一堆驗血：鈣、膽固醇、肝臟、腎臟、鐵質，還有其他我忘掉的項目。八根貼了標籤，裝著深紅色血液的管子送出去了，幾天後八項結果出來，全都正常。**是壓力**，F醫師說，**壓力太大**。妳需要放慢步調，讓自己休息一下，否則妳會垮掉。我說，**我知道**。

這種時候會很容易忘記吃飯。我媽寄了一包食物來，薇薇安知道，如果她在我手裡塞一份食物，一塊三明治、一片派或蔬菜塔，我就會吃，所以她這麼做，否則我就不吃了。我會去餵艾維，會買食物，確定他乖乖吃飯，但我不會照顧自己，或乾脆點說，我不在乎，我不餓。

我是幫湯姆解決所有實際問題的人，我是協調員、守門人、監護人、管理者。**輪椅呢？他喜歡他的咖啡嗎？有沒有乾淨的襯衫？他今天下午想不想要人去看他？或者我會對他說，你要柳橙汁嗎？是的，你能不能別玩**ＤＶＤ**播放器了？不對，是不是病房裡發生不愉快的事了？好的，要我帶一些吃的過來嗎？好的。**我完全困陷在不停歇的日常索求裡，無暇思索與感受。跟湯姆在一起時很少不受干擾。干擾並非來自訪客——讓他們都來吧——而是因為我能快速理解他的需求，得出面幫他解決，省得他跟別人嚕半天。

我很抗拒這件事，我們之間應該還有更多，但我不敢去想死亡的事——將來的生離死別，彼此對死亡的感受。我們嘗試著。**你必須瞭解，我也不太會說，我說不出來。**我們沒時間了，這是要命的事實，從某方面來說，或許是一種福氣吧，但感覺實在不像。我的心思全耗在管理工作上，管理，天啊，太瘋狂了，讓那一切都下地獄吧，讓一切跟我都下地獄吧，我只求有個空間能讓我們們好好談一談愛、死亡與消失。

然而……昨天，累了一天回家後，我接到電話，他跟平時一樣很晚才打來長聊，他用宏亮有力的聲音跟我打招呼，**你還好嗎**？我說。**很好！很好啊！你聽起來很有精神，親愛的**。**是啊**！我開心極了，他笑到幾乎說不出話。我問他感覺如何，問他日漸惡化的病況。我們兩個高聲吼談，我在沙發上，他在八樓，電話緊貼在耳邊。我帶著愉快的心情上床，他吃了我留在保溫盒裡的燉飯，胃口不錯。他有幾位晚上偶爾會去看他的好友，他跟大家都聊了，心情很亢奮，我原本安靜的心，在一陣騷亂後，很快變得跟他一樣。之後我翻個身，很快就睡著了。

二〇一〇年十一月十七日

親愛的朋友們：

我想徵詢大家的建議，湯姆還住在蓋茲醫院，他精神很好，會思考、談話，他的語言很難懂，但似乎很穩定。他最想做的就是寫文章，有朋友幫忙的話，他可以做到。上星期我們去科陶德藝術學院看塞尚的《玩紙牌的人》。

不過湯姆完全無法行走，得坐輪椅，且需要二十四小時的悉心照護，他的確有人照料。湯姆還是沒變，雖然生了腦瘤，思路依然清晰。

我們正在找一個有人照顧、舒適的療養院，一個能讓他保有隱私、安全、看看朋友，而且不會離艾維和我太遠的地方。我已經技窮了。

如果有人知道倫敦有不錯的療養院，或任何建議，麻煩通知一下。

湯姆很期待能看到大家，最近看過他的朋友都知道，跟他在一起很愉快。他很愛朋友來訪，一對一的探訪比一群人更佳。

寄上我們的愛

如果這是小說，寫到這裡，感覺已經像劇情很差，進行到一半的民間故事了。故事太過龐雜，結構邏輯被太多層次壓垮了，而且人物、旁枝細節及沒完沒了的任務太多。為了讓湯姆出院，找個能讓他安逝之處，我跟薇薇安搭車在倫敦到處看療養院。我被迫做這種選擇，「選擇」並不是正確的說法，因為那表示「有得選」，但沒人對這項議題感興趣，我聽得出他們的語氣。醫院裡的人常提起院內有位負責辦出院的先生，大家都說我該去見他，因為他是關鍵人士，可是沒人替我們安排，所以我一直沒見到他，時間就這麼過了。最後我們終於跟醫院的安寧團隊聯絡上了，我好後悔。安寧人員不時來看我們，昨天她經過我們床邊時，提到桶橋井有個專收年輕病患的療養院很不錯，可是當我瞇起眼，鄙夷地把頭轉向她瞄一眼時，她臉色煞白，氣勢一萎，溜到病房別處去了。

我的身體病了，皮膚不停地刺痛，雙臂與背部有慢火燒灼，有時還竄到髮下的頭皮上。我對住療養院沒信心，我的肌肉、眼睛和舌頭都在告訴我。我沒瘋，我很健全，我嚐到分離及兩人相處時間日益縮減的滋味，那滋味好苦。我的身體不斷抗拒，我不吃東西，糞便呈黑色，但我們卻坐車到處尋看，說真的，我懂什麼？我不過是個外行。

如果真要進療養院，選擇難道只有那麼少嗎？那我們就找出全倫敦最適合我們的那一間。就像我告訴你的，這是一則民間故事：童話故事。這大概是唯一不適合我開車的一天，但我沒告訴薇薇安。

我們實在不知該怎麼做，我跟院方只能茫無頭緒地憑空猜測。在開完病例會議後，一位病房的年輕醫生好心地給我一間療養院的名稱，他在網上查到住址，當我的面抄到小紙張上。這是他知道的一間療養院（**……還有其他療養院，有更適合年輕家庭的，有適合湯姆這種需要複雜醫療病患的，或不是專門收容老人的？……**我有好多問題，但這回我保持沉默）。我們決定先以這間為目標，順便去看另一家網上隨機挑到的，做為比較。你若要買冰箱、車子或新音響，一定會貨比三家，何況是在挑一個把我先生從家人身邊送走，去那邊等死的地方。我我握著那張條紋筆記紙，感覺像握著M. R.詹姆斯[58]故事裡的黑紙條，害怕極了。我在車裡又看了一遍，上面寫道，**沒有任何體系能幫助妳，妳就要墜毀死亡了。**

[58] M. R.詹姆斯（Montague .Rhodes. James，一八六二～一九三六），英國作家，以寫鬼故事著稱。

第一間療養院很近，一大加分。院裡的女士們對突然冒出來的兩名詢問者十分親切，她們很以療養院為傲，並極力推銷。我喜歡她們，相信她們，欣賞她們散發的氛圍：關懷病患、友善而靈活。她們應能為我們安排！大家合力完成！因為她們充滿關愛與幽默。有些訪客帶著小狗來看親人了。

這棟單層建物被一棟高樓公寓遮住了，院裡的走廊和角落都沒有陽光，療養院一定是在陽光被擋住之前蓋的，一切都嫌擁擠，所有豎直的地方都有磕碰、損壞、刮痕、破損，彷彿從內部被慢慢啃壞。這裡的房間小到不行，卻有一間是其他的兩倍大，原來是給能負擔額外費用的人住的。我立即潛入自己的想像，我是大翻新的專家，是的，我們可以這樣那樣做，弄一盞燈進來，幫艾維搞張床，把那個移掉，漆上這個，換掉地毯。她們發出鼓勵聲，表示同意，且樂於幫忙。

建築前方面朝停車場，建築師稱之為園景景觀，但不懂建築的人會不知如何稱呼。園景造得太低，從窗口根本看不見，連棵樹都沒有，天空也未必見得著，我想像硬抱著一路尖叫的艾維進來這裡的情形。放眼看不見醫生，當然了，所有療養院都這樣。**對了，我們來做啥**

的？由於對自己的作為缺乏信心，我的思緒也亂了，變得不知所以。湯姆的身體會不斷出現各種併發症，從普通到極端，從無法動彈，到耳上異常增長如火山的凸塊。這些身體的衰壞啟動後便回不了頭了。他已經坐在醫療颶風的中心，日夜吸納一切風暴了。

第二家療養院比較高級，頗像那種你在陌生城鎮中，會去住的中價位旅館。我在里茲（Leeds）郊區便住過這樣的地方，有帷幔和複雜的窗簾，每個房裡的家具都嫌多。這邊的女員工似乎不太在意我們要不要住進來，家具是國際慈善業中常見的鏽棕紅，他們稱之為「赭色」。應該要有人告訴他們，其實那是乾涸的血色。這間療養院大多了，員工也較公事公辦，看起來管理有序，四周圍著讓他們十分得意的設計景觀。這邊的空間光線更佳，較具特色，但太過吵雜，不停播放的日間電視節目宏聲到每個人都能聽見。這裡熱得要命，住院的人跟第一間療養院同樣年邁，兩間都沒有醫生。

萬一湯姆在其中一間漆成血褐色的房中，身體發疼會如何？萬一他無法抬手按呼叫鈴，而叫聲又被電視蓋過，沒人能聽見他時，又會如何？我跟艾維都沒辦法陪他住在這裡，我看到另一個畫面，我在其他地方傷心哭泣，莫可奈何。

他們一定覺得我們像在做一般決定，你若看到我們，會以為我們只是在權衡、選擇。但我最在乎的是湯姆，我那幾乎無語，表達卻無比清晰的夥伴，我那腦子受損，卻極端聰慧的愛侶，他雖病體垂危，卻仍保有自我。我先生知道自己來日無多，他徹底發揮腦力，用盡新奇的即興方式，陪我們待在人世間。我木然地回到車上，開車上路。

我遲鈍地漸漸明白，今天的作為只是填補行政工作的一種形式，住院總要有終結的時候。白板上「預計出院日期」的格子雖然可能塗掉又重寫過多次，但總是需要填個日期，否則就會有人提問。我心中有了計畫，那就是什麼都不做。我們不會去住什麼療養院了，我不許發生這種事，那完全不適合我們。我不懂院方何不對我坦認，但那不是我的問題，雖然我看得出我是他們的問題。我們絕對站得住腳，他們不能強逼我們離開那幾平方公尺。

到目前為止，我什麼事都跟湯姆說，卻從未對他描述今天的事，我會守住這個秘密，不跟他提療養院一與二，以及另一個地方的事。在一與二之間，還有另一間途中殺出來的療養院。

我在開車從一到二的路上，看見街上的指標，那指標小到我之前都沒注意。**療養院：**箭頭指向左方。我要走的路在右邊，我應該右轉，但我不假思索打了左邊方向燈。朋友跟我提過這間，**我們去看看**。我把車子開入停車格裡。那裡有條碎石道，打開的門涌向藍灰色的接待區，櫃台背面的長窗後是一片草地。我們只走到接待區，沒有人攔我們，但我們只停下來在那邊站了一會兒，四處張望。我發現自己的呼吸十分平順，兩人都沒說話。

接待員正在電話中，櫃台上噴著帶白邊的聖誕尖草。她講完電話了。

我能為您服務嗎？

要怎樣才能住進來？我問她。

……

我在找一個能讓我先生壽終正寢的地方。

我靠向前，用手肘撐住櫃台，想把故事縮減成幾句重點，讓她能夠理解，不至一頭霧水。結果沒用，話才講到一半，一名穿白袍的男子便出現了。櫃員跟男子打招呼，然後離開把我們晾在原處。於是我又開始跟男子說明，這回放慢些，我把薇薇安找來，我們三人都沒離開櫃台。

我從不知道這位醫生的名字，不過我說話時他頻頻點頭。我把我們當天的任務和心中的失望告訴他，我談到紙條上寫的東西。他說話時，我們也頻頻點頭，醫師表示我們不能直接闖進來：他談到推薦信、程序、時間表、基層醫療信託及補助。他詢問我們的狀況、住在何處、誰在照顧我們、目前為止發生什麼。**是的，是的**。我說，OK，**我明白了，那要怎麼弄？是的**，OK，**我懂了，是的，沒錯**。

對話十分鐘後，**謝謝你**。三人互相握手，我們沒要求四處參觀，便上車了。

回到醫院後，我準備實踐計畫，我什麼都沒說，也沒人來問我。我不再主動表示什麼，不再纏任何人給我療養院的名稱或試著找別的房子了。我不去徵詢建議，有意思的是，也沒人再給我建議。我只是不管了，感覺真好。十天過去了，我對未來的事非常被動。我們生活著，湯姆住在醫院裡，我和艾維在醫院外照樣過日子，並與湯姆相聚。我們被護士群繞，朋友們則環著我們打轉，我快樂多了。

十天後，我們得知道腫瘤擴大了，癌思停無效，病情搖擺、改變、惡化，每個階段都很明顯，卻看不到明確的邊界，我們根本搆不到邊。

上午時分，我接到B醫師的電話。

療養院找得如何了？

他不會去住療養院。

妳打算怎麼做？

我想去安寧病房，三一病院。

我們會著手去辦。

我能告訴他，我們要去安寧病房嗎？

我們會告訴他的。

■痛。他痛到開始注射嗎啡了。我們漂困在一片浮冰上，直到有人前來救援，將我們帶回去。我無法描寫疼痛，疼痛是一片沒法撰寫的空白。腦部的失能使得間歇性的疼痛幸運地短暫，而且最近才出現，但我無從描述疼痛的感覺，只能徒留空白的紙頁。

湯姆的失語在犯痛時對他最不利，他只能示意哪裡不對，任由我們猜想疼痛的程度與急迫性，揣測該如何減輕痛苦。痛點與強弱會亂跑，還有一種痛苦，是身體不受控制造成的——你的重量與形體，無法以意志操動。疼痛非常磨人，遇到暫時性的局部不適；也許是四肢擺放位置不佳，或插管扯得太緊，橫在皮膚上，當我們發現這類不適的原因時，會鬆口氣，因為很容易解決！唯有疼痛！我們幾乎沒輒。自從癌症在肉體上形成明顯的傷口後，湯姆便會痛了。想到疼痛可能不會消失，或消失得不夠快，便讓人憂傷。接下來呢？坐太久也很難過，心思空茫地活著極端累人，一切盡皆是苦，痛苦有很多形狀。

我們跟艾維和一位朋友把輪椅推到河邊，湯姆渾身疼痛，但他早在身體開始痛以前便計畫要來了，而且已花了兩小時準備，所以他希望按計畫走，我不想，兩人還因此起了爭執。不管對或錯，我都沒有贏的打算。所以大夥便出發了，兩個女人，一隻小孩和一名坐輪椅的男人。等我們來到河邊，每處邊石和圓石對輪椅及病人的身體都是重擊，湯姆想回去了，於是我們打道回府。潮溼的空氣令人難受，像溼毛巾般地蓋在我們臉上，把嘴往後拉緊。倫敦暗淡多霧，沒什麼人。

湯姆又犯肺炎了，有時就是會這樣，每次移動身體，就得大費周章，躺著不動又容易得肺炎，湯姆用盡力氣對抗後陷入昏睡。醫生開了最強效的動物用抗生素，湯姆的身體很壯，我相信只有腫瘤能擊倒他，從不擔心他無法戰勝肺炎。我不擔心，這是區域戰，他的藥量很猛，每個小時都受到監控。

■ **可是爸爸還沒死，他還在這裡。**

我們活力四射，無拘無束，就像詩人布萊克[59]的作品一樣充滿畫面性：像大主教官邸上空，突然現身的上主。我們像明豔的圖案，變換不定，如星子、如鏤刻的形狀、如歷史符號，在我們短暫的壽命中發光。結果就是如此。

有好幾天時間，院方未對病情做任何控制，繁忙的社交生活幾乎不受管制。官僚系統陷

---

[59] 威廉・布萊克（Willam Blake，一七五七～一八二七），英國畫家、詩人。

入了僵局，湯姆身邊一群照護人員和事務官彼此劍拔弩張，每個人都想甩掉這顆燙手山芋，抽身而退，但整件事動彈不得，因為各方盤算互有衝突，遲遲未能做出決定。這是個禁閉的空間，停滯、堆累、充滿了不確定，一天一天過去了。

湯姆住在禁閉但頗寬敞的病房裡，散放出個人強烈的光華。對朋友而言，他是吸引活動與行動的磁鐵，他的床榻已沒有多餘的空間可坐了。我知道他很難找到地方安置，今天將充滿挑戰，而且事前已看出來了。我一早來到醫院，因為B醫師要幫他做放射治療，對腦部做最後一次電子攻擊。這是讓腫塊延緩生長的辦法，我們兩人都明白，這將是湯姆接受的最後一次干預性治療。我告訴醫師，我們不再用癌思停了，經過兩年多的治療後，我們不再接受治療了。我在這邊重申一遍，**不再做治療了**。

就在我們準備去畫記號時，緩和醫療的護士把我攔住，問我要不要到親友室談一下？我才不要。緩和醫療的人是怎樣？我已經在各醫院待過一陣子了，我幾乎等同於這棟大樓，我的皮都被醫院磨成透明的了，身體肺臟與這裡同進退，同呼吸，醫院的咖啡就是我的咖啡，醫院的血即我的血。我的孩子在醫院地上吃東西，而且還活著。我意識到會有衝突，有人在多管閒事。緩和醫療組的人從其他單位得知我們想去安寧病院，她覺得不妥。**不用了**，我說，**在走廊上談就成了**。我在電熱器及消防水管間站定，肩抵著牆，兩腳立穩，準備對抗護理人員和修女們，他們休想動我。

妳知道病人只能在安寧病房待兩到三週嗎？萬一病人住進去後情況穩定，他們會將病人轉到其他地方。

那他們得先過我這一關。

療養院有什麼不好？

我沒把握他們能按照我希望的方式，照顧病況複雜的湯姆。

我覺得妳應該再考慮一下去療養院。

諮詢師認為，安寧病房是目前最好的解決之道，她說進療養院的機會已經沒了。

（我沒告訴她，我從不相信我們有過機會。）

諮詢師往往不了解這個系統的運作方式。

所以妳反對她的意見？

不，我只是希望妳能瞭解狀況，病人不能無限期地住在安寧病房裡。

我們的狀況根本不可能無限期，我真希望可以。我必須信任諮詢師，她說掃描結果很糟。

妳還應該知道，也許得花好幾個星期才能等到空床，你們乾脆在這間醫院待著吧。

妳問過安寧病房是否有床位了嗎？

沒有。

那有什麼好說的。

我的語氣很差，但是在演戲，沒想到我竟覺得頗從容自在。我可以感覺到，不久我就要失去某個東西了，就像堆雪靜靜地從尖斜的屋頂上滑落下來。倘若我按兵不動，小心靜觀，伺機而動，便能得勝。這場遊戲不是敗給慣性，就是以速度取勝，賭注非常之大。我們必須趁湯姆還有力氣表達時離開此處，我雖無權力，但牌卻在我手上，我們會得取所需，會贏得勝利。

湯姆的腫塊用黑色馬克筆圈畫起來，像小瓢蟲出版公司的插畫一樣。**腫塊在這裡，好大**

呀，看！在這兒！這事我也做得來，或艾維也行。我不再對醫藥感興趣了，我們不再服藥了。那標記就像開刀前畫在身上，標示要取出哪顆腎臟的箭頭，但接著諮詢師和放射師開始交換一連串的數據，還搬出集中放射線的模板，有各種大小的圓形和方形，以及能折疊起來遮住耳朵的鉛包。我們站在一旁聊天，我撫著湯姆的頭，他是如此疲累，但看起來依舊明亮。今天整個早上我們忙著緩和醫療等事，連午餐都還沒吃。

由於找不到搬運工，B醫師和我只好將病床推回病房。外行人根本推不了病床這種愚蠢可笑的東西，完全不按我們的意思走，不是撞到牆、鐵門、擠到床邊，就是輪子鎖住。B醫師跟我一樣不上手，湯姆一直為我們加油打氣，看到我們四處磕撞，一下覺得無聊，一下又哈哈大笑。為了安全起見，我們把他包在床單下，他的四肢一定垂到床沿外了。我們等電梯時，我跑到湯姆聽力範圍外的地方跟B醫師談話，我發現湯姆面露不悅，比劃著要我們過去。我竟在**此時**犯這種蠢錯，湯姆是人，怎能無視於他。我們來到床邊，我把剛才跟緩和醫療人員的對話，逐字對B醫師重述。**事情不能那麼辦**，她說，我點點頭。我們會贏的。

我們終於徹底自由了！跟緩和醫療人員談過後，她一早打電話到我家，我剛把艾維送到托兒所，正茫然地望著窗外，跟所有日子相同的形色。**湯姆在安寧病院佔到床位了，他今天會過去，**對方說。**什麼？**她又重述一遍。我默不做聲。**他下午一點離開**。我突然認出電話鈴響前，我一直在呆望什麼了。明豔的金色和檸檬黃葉子，在戶外樹上，朝窗口堆聚狂擺著爭取我的注意。我立即打電話給湯姆，但他已經知道了。他用自創的破碎字組表示——**是的，不對，另一方面，沒錯，還有，然後，天啊，想要，我，可是，也許，很好，呃，噢**——他滿懷開心地表達。

你知道這是什麼意思嗎？意思是，我們還有未來。

二〇一〇年十二月七日

親愛的朋友們：

湯姆今天從住了五個星期的蓋茲醫院搬到克拉珀姆公園的三一安寧病院了。我們很開心，也鬆了一大口氣。這裡居住環境極優，我們會感到很自在。

歡迎大家來，這邊對探病完全不設限。

最近的地鐵站，克拉珀姆公園站，走路五分鐘。

希望週四湯姆在維多利亞米洛畫廊（Victoria Miro）的展覽，能看見許多朋友。

愛你們

醫院是垂直的，我們下方住著堆疊如沙包的患者，都會區的病人，層層疊疊地被安排在密集擁擠，佈滿內臟、心臟、腸子、骨頭與血的地方。而安寧病院是水平的，平坦寬疏，空間大些也不會多要你錢。病院雖非位於一樓，但感覺像是，可以從外頭地面直接進來，但病院後方底下還有一層樓。我們的房間就安置在這裡，一垂眼便能看到花園，就像一個人望向自己的影子。

建物十分新穎，鋪著暖色木頭，兩邊是從地面到天花板的落地窗，光線盈溢滿屋。病房就在寬敞的走廊旁邊，這大片走廊像一道粗脊般地貫穿整個樓層，被當成客廳、辦公室、過道、視覺焦點和聚會場所來用，空間看來十分開放，只要一敲門便能找到工作人員，一切盡收眼底。

房間可按病人希望，弄成半開放或隱密式，裡面的牆壁是玻璃加百葉窗，按個鈕便能開闔，外邊牆面也是玻璃，開向陽台。夏季時能將病床推到戶外，而病房之外的空間，全是公用的。我坐在公共區中，看到煮茶的滾水，擺好的杯子，圍坐電視機旁的人群。玩具區裡有豔綠和藍色的小椅子，那是艾維的領域。

病院裡氣氛祥和，看到身著白色、深藍或淺藍短袖束腰上衣的護士們，在屋中穿梭行走，彷若置身於地中海區。這裡的通道如此深寬，漫步其中，你可以選擇與人寒暄或置之不理，沒有人會受逼迫。沙發、坐椅、地毯、桌子、花朵、巨幅照片和裝著糖果的碗，讓人沿途駐足。護士們整天都在吃糖，玩具區和最顯眼的客廳裡有兩張擺成L形的巨大皮沙發，沙發就在湯姆的房間對面。從技術層面看，沙發在我們的背風處，因此算是我們的，經常被我們佔據。湯姆再次得到幸運的1號房——護理站旁成排房間的第一間。夜裡他需要照護時，我就把頭探到門外，護理站的護士便會起身走幾公尺過來，夜燈照亮他們認真聆聽我說話的面容。

我覺得像是接觸到一個很封閉的教派，不清楚他們的習慣。這裡雖有股開放之風，卻又有種難以捉摸的嚴謹。我過了很久才知道護士們的名字。在醫院時，我幾天內就記住蓋爾、蘿貝卡、塔悠、尼克、席恩、瑞秋、喬安娜、凱倫、安琪拉等人的名字了。一方面是因為大夥呼來叫去，不斷接觸，並驚異於這些人的技能的結果，一方面是你必須知道面對的是誰。我得記下自己喜歡的幾位，留意他們的工作態度。當他們出現在湯姆的床尾時，臉上是何表情？他們用什麼話跟我們寒暄？他們在掀動湯姆的被單時，是否夠細心？如何雙手並用地抬起湯姆的右臂？遇到的爛護士屈指可數——算很好運了吧？——有一個來自斯特里罕（Streatham），退休後想去澳洲的護士，一位憤憤不平的荷蘭護士……

那是一種複雜的感受，在我挑出一位最細心，最好的護士後，卻又出現一位更棒的護士，讓我更加喜歡。朋友們亦是如此，他們的讚美天天變來變去，**就是她——不過不對，那她咧？噢，我愛死她了**。最後與這番讚美相混的，是一種更具戰略性的目標。在龐大的醫院體系裡，各種需求彼此競爭，湯姆必須搏取院方注意才能獲得支援。也許我不需太費心，湯姆雖重病，仍能應付，他結交朋友，坦率地讚美別人，吸引他們。堅強的湯姆並不需要我，但我的工作是軍師：在醫療系統裡擔任他的代理，找出誰有權力，誰沒有實權，最重要的是，誰知道誰握有大權。艾維就是我最大的一張王牌，護士們都很喜歡他。

在安寧病房裡，我不需耍策略，那種階段已經過去了，權力是均等的，我不需立即記住人員的姓名，因此也記得慢：賀莉、瑪莉安娜、傑士堡、艾瑪、夏綠蒂、阿梅、莉塔、切斯里、茱莉、耐傑爾、迪洛絲、芭芭拉、布蘭達。我不需與人結黨，才能獲取所需。在這裡我要的都看得見，我知道都已給了我們。

護士們在桌邊或中央區後的長型工作站裡工作，他們人好多，感覺像在社交、閒晃、做些簡單的文書工作或玩拼圖、聊天、喝茶，十分輕鬆。但他們其實是在工作，他們的工作態勢讓人知道不可隨意打擾。

我不必刻意突顯自己的特殊性，不需一早去堵巡房的醫師，或擔心沒聽到這幾天的近況。我住在這裡，湯姆不需與人競爭，反正會有人照顧。我可以放下防衛，卻又覺得太冒險，令人緊張驚惶，像在暈眩，怕會摔倒。我們一直過得匆促倉惶，現在突然停下來，反覺得極端危險。過去幾週如此狂亂辛苦，到了安寧病房後，反自覺像個粗俗、不文明的野人，我心中有各種狂亂的欲望，我好想亂講話，瞎搞一通、口出穢言、鬧他個三百回合。湯姆就快死了，這裡是他能在親友環伺下，安然離去之處。竟夕間我們突然有了家。

我們住進來前，房間就很漂亮了，但住進任何新房子，我們一定會把它變成我們的。我的第一個動作就是把家裡的落地燈搬來，燈罩被我加工過，我把兩層布用膠帶黏起來。這將成為我們的燈塔。

床對面的長牆很快佈滿熟悉的東西：各種圖片、作品、素描、照片。這是我的第二個動作，我從家裡把這些東西帶來，湯姆興味盎然地看我佈置。他會指著我正在貼的東西，或要求我把圖片從牆上挪到另一處讓他看得更清楚，或較看不到的地方。湯姆是策展人，他的美感絲毫沒有受損。

我有一套擺照片的辦法，我不知出自何處，但你可以試試，適用任何地方。先從某個邊緣開始，我從床位正對面，浴室門的接榫處旁開始，以整面牆為工作區，把各種圖片循邊排列，張張相連，不留間隙。然後像專業人士似地快速地往外、往上鋪排，別太在意哪個東西旁邊要擺什麼，別管內容，但諸如造形或色調強弱等抽象屬性的東西，則稍加留意，重點是**別留下空間**，把不同大小的影像排在一起，邊緣大致對齊，便於貼下一排圖片，擠到了也無所謂。這是石牆的乾砌技法，不確定邊緣會到哪兒，只有在遇到障礙，或等我的手搆不著時才會停止。我本想去弄一把梯子，圖片就能貼到天花板高度了，可惜我沒找到，所以只能盡量把伸縮凳子調到最高，一腳踏住水槽，盡量往高處貼。

湯姆看到的東西如下：艾維畫在糖果紙上的綠馬蹄鐵，旁邊是一個紅色小人和幾道藍痕。紋章。今年初我們在馬德里看的，溫德姆·路易斯[60]展的海報。婚禮當晚，兩人站在我們用白色防水布做的隧道裡的照片。布萊克的明信片，取自《給眾生男女：天堂之門》中的〈救命！〉。一年前，艾維在法國被曬到翻皮的照片。我的舊公寓照，盛夏的牆上長滿植物，從攝影的角度根本看不到門，結婚最初四年，兩人的公寓我們都住。一張我們試著解讀湯姆筆記內容的近照，他戴著他的貝雷帽和吃飯用的圍兜，這是湯姆在家最後一個月的穿著。湯姆的作品集《政治》，是為他今晚的展覽開幕式印的。兩年前，我生日時和艾維的合照，那是湯姆確診後，我們首次慶祝，我的眼裡泛著淚光。托馬斯·比威克的雕版畫《長腳鴴鳥圖飾》。我在羅馬拍的影片《史詩》中的劇照，有馬的那一張。伊恩·漢米頓·芬雷[61]的版畫《小裁縫》。一張卡片的草圖，這是參考萊熱[62]的《紅土地上的聖葉》，但去掉了紅土地。一張普桑[63]的畫作，《佛西恩的骨灰與地景》海報。一張雙胞胎畫的愛心卡片。一個

---

[60] 溫德姆·路易斯（Wyndham Lewis，一八八二～一九五七），英國漩渦派畫家及作家。
[61] 伊恩·漢米頓·芬雷（Ian Hamilton Finlay，一九二五～二〇〇五），蘇格蘭詩人、畫家、園藝家。
[62] 費爾南·萊熱（Fermand Leger，一八八一～一九五五），法國畫家、雕塑家及電影導演。

月前出版的《觀察家》回顧封面上的照片，照片裡的湯姆和艾維，像懶人沙發般地並肩坐在地上，那是湯姆第一次犯癲癇隔天下午拍的。湯姆與我在十年前，在我的作品《海德公園的新鮮空氣》上打桌球的照片，那是三連作中的一件，用倫敦公園的形狀做成的桌球桌。我們在利物浦漫步的速寫，那年我在泰特美術館。塞尚《玩紙牌的人》，這是去科陶德藝術學院的紀念品。額頭上有瘀傷的艾維，他看起來像正氣凜然，剛挨過揍的傳道人。喜多川歌麿[64]的《茶室樓上的戀人》。我在遊戲場時的無聊之作——仿兒童拼貼畫的大鬍子湯姆。布萊茲仔細用鉛字筆寫的卡片。一張尤芬頓白馬山的明信片。

不久已無處可擺放任何東西了，每個地方都堆了CD、信件、書籍、醫療用品、花、酒瓶、巧克力。我們的物品堆在地上，我把所有不會立即用到的東西放到浴室裡。清潔工善盡職責地輕輕撿拾四周的垃圾，情況數天內便失控得一發不可收拾，空間、時間都被佔滿了。我們唯一想到的因應辦法，就是繼續把東西堆進來。我們總是有更多事要學習，也能學得更好。我們需要更多時間、更多朋友、更多東西，更多的互望與對談、撫觸、坐陪，更多的吃喝飲食，雖然吃喝本身是最難控制的，因為湯姆的吞嚥反射及腦部對喉嚨的控制，正在逐漸瓦解。

新家對我們的衝擊來得十分突然，令人無措。為了避開車禍，你會踩住煞車以免碰撞，結果卻發現車子衝出路面，摔到一個並不需要車子的地方。現在就是種感覺。但這項改變將具長遠影響，就像一場永不停歇的緩慢融合。我是個不斷學習的實用主義者，我們還有很多事要做，我們可以在這裡完成。湯姆的拼貼作品展，今晚在維多利亞米洛畫廊開幕，這些手藝精湛的作品，融和了文字與純粹以紙張製作的圖像——用剪刀、滾筒式蠟機和許多雜誌手創而成。湯姆擅長寫作又能創作圖像，四年多來，這些圖片每週都刊登在《獨立報》的時論上，有反應時事、神秘、諷刺、政治、表揚性等圖片，圖片剪裁的利邊因複印而變得柔和，但無損其重要。圖片原稿從未示人，那會是個很棒的展覽，二十五個加框的作品，擺置在高敞的藝廊裡。邀請都發出去了，媒體也通知了，一定會有個很棒的開幕派對，湯姆會去，護士賀莉會去，艾維會去，我會去，大家都會出席。

63 尼古拉．普桑（Nicolas Poussin，一五九四～一六六五），法國巴洛克時期重要畫家。
64 喜多川歌麿（一七五三～一八〇六），日本浮世繪大師。

■這人是誰？是那個愛我、與我同居十四年的人，但他睡著了，轉至虛弱到無力對抗疾病的程度，但還沒弱到無法呼吸。不，他的呼吸仍算強勁，雖然胸膛起伏極淺，咳時充滿痰液。某位護士形容說，肺部像一棵倒置的樹，氣管是樹幹，往外延伸分散成更細的枝條。雖然湯姆和他的疾病向來密不可分，但腦子卻迅速被腦瘤佔領了。腦瘤現在有多大？拳頭大嗎？昨晚我睡在家裡，然後一早給他打電話。**哈囉！是的！很好！**……聽起來都很開心，我跟他說艾維和我會帶培根三明治和咖啡去病房時，他的聲音清楚又有精神。展覽已過去兩天了，我們仍沉醉在興奮的情緒裡，但我覺察到湯姆的眼神變得奇怪、飄忽、渙散而無神。

子夜時分，我坐在他的輪椅邊——艾維稱之為「把拔的手推車」。房間因各種小干擾而顯得生氣盎然：細微的開關聲，空氣床墊因應他的體重而充氣時，發出的氣音與嗡嗚，夜燈的嗶嗶聲。到處充斥的電流，將我們仨捧在掌心中輕輕搖晃，讓人覺得安全、溫暖、幸福而先進。病床的外形十分壯觀，是一個結構主義者的夢幻長沙發，這個最先進的病床機器製作得無懈可擊，能轉換成各種姿勢。他的床單白淨硬挺，從不骯髒，這邊一切講求效率。

湯姆的左手握著裝水的大口杯，他的左手還是頗有力道，雖然手腕因連續數月抽血而瘀青，但右手則靜止無力。湯姆看起來還是老樣子，他一向看起來都不錯。今晚我們談到人們在來日無多時會談的事，子女會有何想法？你大概以為我們常談到這些，其實沒有，因為還有許多其他更嚴肅也更瑣碎的事要討論，以至還排不到。

我們用平常的方式談話，先刪除每種其他可能的主題——本地的、實務的、概念性的、空間的、情感的。**是跟食物有關嗎？跟你在畫展上的感覺有關嗎？是某個你遇見的人嗎？最近發生的嗎？現在在房間裡嗎？跟愛有關嗎？跟你的工作相關？**前後內容提供了一份粗糙的梗概，世上有那麼多主題，如何切中它們真的不容易。這種事很難分析，也許你會想到某件事，至於從何想起則不確定，然後彈指間，你又冒出一個一秒鐘前，壓根沒意想到的新念頭，與原本的主題毫無關連，然後就繞不回去了。只有繼續往下思索，才會變得明晰。

對話不若圖表，無法針對一個議題去談，彼此的瞭解是且戰且走，不完美或不可能辦到的。我們的溝通也許得花好幾個小時，且失敗風險極高。我或他很可能在達成目標前便棄械投降、被激怒、太累、太煩，而表示（就像我現在常做的）**我們以後再談，或者等有精神再試吧**。我常跟艾維說「有精神」這三個字。**睡吧，親愛的，睡一覺你就會有精神了**。

第二天晚上我在家裡。太不可思議了！他竟然在午夜打電話給我。我記得他打給我的第一通電話，是用我的臥室兼起居室門口的公用電話，我們聊著聊著，我踩在瓷磚地上的腳丫也越來越冰。那是個陰森森的房子，有神經質的女房東監視，我盡快就搬出來了。此時如同往昔，電話是我們溝通的重要媒介。那聲鈴響如此迫切，在不確定中注入一份篤定。

我的電話亮出一個熟悉的數字——101。**是了！**我一聽便了然於心。他有人陪著：湯姆渾厚的聖誕老公公嗓音、背景傳來的嘎吱聲、笑聲，電話輸錯號碼的嗶嗶聲，藥丸和被單翻動的聲音，咕噥聲，東西的掉落聲，更多的笑聲。我的耳朵尖得連細微的音調、複雜的情緒、細膩的氛圍和弦外之音都不放過。只要我們能在電話上聊天，想像自己都能明瞭，我就能永遠快樂幸福，無所謂的。

湯姆老要人陪，因此堤姆很晚了還跑去安寧病房過夜，他們正在喝酒，我的舌頭也陪他們一起品嚐酒香，並聽見其他細小的聲音中，有一小顆風味濃重的微酸葡萄爆開了。我知道所有他看見的圖片，知道房裡很暖，擺滿他的東西。我知道外面花園裡的耶誕樹一整晚都會輪轉白色的光，這我都知道，一閃一閃亮晶晶，一切都很好。

■ **爸爸本來在蓋茲醫院，他越來越胖，後來就倒了，搬到三一病院了。**

建築本身就是一種宣言，寬敞的病院為院內的人際關係定了調，影響我們與人，以及彼此之間的互動。從對病院外觀的印象到內部，到由外入內時心情的轉變。從冬日午後落入室內的陽光，到艾維與來訪的小朋友，如何快速地玩在一起，都在在宣示此地的合宜性。經過漫長的抗癌，在最後階段，離開原本無事不爭的醫院，來到一切皆理所當然的安寧病房，感覺好奇怪。

安寧病院是個設計過的地方，明亮而適合安養，每個角落和細節都井然有序，護士們也配合病院的理念服務。第一次來時，我們抱持各種期望，並期待院方能滿足我們。當時的情形是這樣的，我們從街上進來，然後站在大廳，沒再往裡頭走。

可是艾維第一次來時很不高興，彷彿搬來這裡，他真的受夠了。我受夠你們要我過的這種日子了，不管你們有什麼理由，反正不公平。別再搬了！該結束了，讓爸爸回家吧。艾維一次又一次地重複說，**可是爸爸如果住在這裡就不能回家了……我說，爸爸沒辦法回家呀，寶貝……**我一而再再而三地講到厭煩。

艾維平日上托兒所，但大部份時間在安寧病房陪我們睡覺吃飯。他在病院時，便說我想回家，在家時又哭著說我要去看爸爸。我被打敗了，無計可施。我說爸媽在哪兒，哪裡就是家，而我在這裡陪湯姆，所以艾維多半時間也在這兒。徹夜下了場大雪，早晨雪白的路面被車痕輕切出多條帶子，我只有一條路要走，那就是往返家與病院的路。這條路開車十分鐘，我閉著眼睛都能開。

我們正要出發去安寧病院，艾維綁在車子後座上睡著了，他突然驚跳起來，張眼四處望說。**他不在這裡，我還以為爸爸在這裡，我還以為他跟我們在一起，結果不是真的。**我久久未發動引擎，母子倆默默坐著，直到艾維開始感到煩躁。

有時病房似乎就是我們的，朋友們把那兒當成自己家，彷若一處偏僻的冬宮，或大夥能溜進去的新私人俱樂部。死亡創造了一個極具魅力的社交空間。**我今晚沒事，所以就來安寧病房看看有誰在**，凱西說。艾維的朋友們跑來了，他跟他的同黨接管玩具區，或在茶几上拿積木蓋起倫敦，用外太空探測器一再攻城，大人則在矮沙發上聊天，或望著覆雪的銀白花園。黃昏時，整片牆壁是黑暗的玻璃，一天匆匆即逝。

我們的日子有電影的質感，夢幻、飄逸而溫馨。一晃就是幾個小時、幾天過去了，我幾乎一直住在開放空間裡，跟一堆我完全信賴的陌生人，或在任何時刻——也很像電影——突然陸續聚過來的朋友在一起。假如這些朋友以前互不認識，現在也都相熟了。

我不知道這部電影的導演是誰，有人說是柏格曼[65]，很歐洲風，沒有特效，但富含感情的直拍鏡頭，偏好用長鏡頭，不喊卡，有全員出動的場景，含黑色喜劇，情節老愛落在床上的男人身上，雖然男子經常不在鏡頭內。我幾乎看不到其他病人，眼中只有我們。死亡很自私，我不懂這邊的禮節，花了點時間學習。你們會聊天嗎？怎麼開始聊的？**你病多久了？**其實鑾簡單的。透過默默的微笑、眼神、頷首、交換禮物、優酪乳、水果、麵包，一起喝杯茶等，傳達心中的同情。湯姆很年輕，艾維又年幼，我也很年輕，因此在這裡算是異類。

皚皚白雪將世界變得柔順寧靜，並逐漸將它從我心中移除，這裡可能是任何地方。這種雪很難形塑，艾維和我跑到花園用雪堆塑爸爸，讓湯姆能從床上看見，可是雪太乾，不肯黏

[65] 英瑪・柏格曼（Ingmar Bergman），一九一八～二〇〇七），瑞典電影導演。

在一起，無法揉成雪球在草地上堆出高度或塑出身體。所以我們只能弄出一坨低矮的雪堆，然後用褐葉山毛櫸的枝子給雪人添上鬍子和眉毛，以圓石當眼睛。完成後，我突然認出雪人了。那是綠葉人[66]寬淺的臉龐，但披上白色貂皮般的冬雪，他的臉側下斜，稜角被飄雪柔化了，即使我們還沒雕完。落雪在草地上留駐很長一段時間，融雪時，我們的小雪堆還多維持了一天。

一天的日長已不再具備原有的意義了。日子不再被拿來當成計數的度量，小時或下午也不是。各種對時間的經驗緊密壓縮，在常規外自成一格，變得幸福、奇怪而輕快，彷彿每天都是多活的。在醫院時，我們以危險的高速衝下令人暈眩的斜道。我們要衝往何處？其實回想起來，當時的目標只是單純地不想死在醫院裡罷了。在住進醫院前，嘗試居家的幾個星期裡——幾星期，或幾個月？到底有多久？——時間或動力都是無法丈量的。應該要有個算式吧，但我並不知道，總之我們花了三、四、五倍的力氣，只求能夠站穩。

我現在不害怕了，唯一害怕的時候，就是回想昔時。過去種種假設都已塵埃落定，不復存在。我會有這份領會，是因為歷經過風霜與人生創痛的淘洗。坐在沙發上望著湯姆的房間，我感覺不到過往的辛酸，但細如髮絲的恐懼仍輕微地一閃即逝。我們三個人逃開了，我只是餘悸猶存。

日子忽悠而過，波瀾不興。我們在安寧病院裡住兩個星期了，畫展開幕這件大事，也已成為過去。我知道現在是耶誕前一週——耶誕是件大事，但不是我們創造的，所以比較無關。這段期間裡，親友來來去去，輪番接班，一組組人馬來訪：我的父母、湯姆的母親、他的姊妹、我的兄弟、鄰居、我們的朋友、我不曾謀面的人。有些人逗留半個小時，有些人待上半天，有的人每天來。雖然他們自己也承受著過節的種種壓力，在我們面前卻一派輕鬆，毫不勉強，只專心來看我們。

66 綠葉人（green man），以葉紋製成的人臉，常用於建築裝飾的雕刻或繪畫。

二〇一〇年十二月二十四日

親愛的朋友們：

住在附近的朋友們，湯姆、瑪莉安和艾維的耶誕節假期會在三一安寧病院度過，沒事請過來喝東西、聊天，散步，或跟艾維玩。

住在遠方的朋友，祝你們耶誕快樂。

謝謝大家。

愛你們

我很忙，有幾件事最好在凌晨三、四點做。這邊夜裡十點左右熄燈，萬籟俱寂，僅有間斷的呼叫鈴聲，會讓護士穿廊而來，他們從不用跑的。每個房間都有呼叫鈴，聲音就像發出兩種相互唱和音調的電子小提琴。鈴聲慢慢傳出，而非立即響起，因此不會造成驚擾，但也不可能被忽略。這需要經過密集訓練，我們剛到時，我花了一天時間，才搞懂這聲音在安寧病房裡表示什麼意思。我下半輩子絕忘不了那兩個音調，我可以唱得出來，是D和升C調。

耶誕前夕，大家都回家了，湯姆睡著了，我的寶寶睡在角落的隨身床上，四周是各種裝飾、卡片、鈴鐺和一小棵點了燈的聖誕樹。孩子躺在飾著星星的棉被下，床底擺著他的襪子，等待早晨的到來。從側面看去，襪子鼓得像條吞了山羊的蛇。

我突然好想以物品紀念這三人小組，他們一定得收到禮物！禮物是實質的安慰，我立即付諸行動，沒有時間了，我在休息區裡為湯姆縫製毯子，他一定會愛死。

我買了兩條格紋毯子，用綠的那條剪出我們名字，然後把字闩縫到紅毯子上。Tom, Me & Ev。我剪得還算仔細，縫針因趕工而略顯粗糙，但我還有後半輩子可以改善。我在膝上墊了一份型錄，支撐沉重的布料，也避免縫到自己的衣服上。我累了，不容犯錯，這是個大工程，得搞到深夜，卻是熟悉而令人興奮的心甘情願，就像以前一樣，但我在破曉後還沒收工。我仍奮力阻擋所有負面的力量，自知將會被擊潰，但即使在最後階段，我仍努力不懈。我們全都是。

第二項禮物是湯姆給艾維的禮。我是今天早上找到的，我想找份由即將去世的父親，送給孩子的禮物，卻不知送什麼好。這份禮物的象徵意義超越所有物品，乍見時我還無法體會它的深遠，但卻毫不猶豫地直接買下，結果越看越順眼。

那是一組三張一九六〇年代製的小桌子，像小雕塑似地層層相疊，有如唐納德・賈德[67]的家具。三張大、中、小的桌子，由精巧的舌片與凹槽，使之層層相扣，三張桌子合起來是一個密封的形狀，分開時也是同一個形狀，它們是一個緊密相合的家族：長方形板子平穩地堆疊而上。讚美我的本能，讚美擁有如此好物的世界，讚美讓我看見它們的機緣。

這組桌子將是艾維的，有一天我會把桌子磨過，除去發黃的表漆。目前艾維可能會把桌子當成隧道、山岳、椅子、桌子、懸崖和島嶼。艾維會有一小段時間，能把身體鑽過桌底，不久，等這一切都結束後，他的身體就會比最小的那張桌子大了。以後他將無法鑽過任何一張桌子，也許再過一陣子，他會失去興趣，未來哪一天，等他又萌生興趣，再跟我索回桌組。這桌子十分堅固，能持久不壞。

■ 我曾經度過四十六個耶誕節，這次耶誕節剛開始很正常，艾維是我張開眼睛看到的第一個人，湯姆是第二位。親密感並不容易，要用心營造，護士們除非必要，不會來打擾我們。他們比我們還重視我們的隱私，極力將干涉減到最低。他們一早檢查注射控制器裡的藥量、幫湯姆翻換臥姿、送粥，稍後幫他洗浴、扶他起來穿好衣服。我幫湯姆調製飲料，餵他吃飯，準備艾維的早餐。這段時間我唯一欠缺的是杯好咖啡，得等別人幫我送過來。

我們陪艾維過三次耶誕了，我回想每次過節的情形，艾維總能毫不費力地創造新的習性，所以我幾乎想不起艾維出生前，我們是怎麼過節的了。艾維在湯姆床上打開耶誕襪，然

67 唐納德．賈德（Donald Judd，一九二八～一九九四），美國極簡主義藝術家。

後幫湯姆掀開毯子。湯姆還能使用左手，父子兩合力拉開一個耶誕拉炮。湯姆戴上皇冠，艾維把毯子蓋到湯姆頭上，然後又拉掉，湯姆笑得眼睛都瞇了，肩膀抖動不已。

我看到的是一幅刻意經營的優美景象。耶誕節對許多家庭而言，是一種包含各種活動的儀式，然而，為了讓我們能在唯一有機會過節的地方歡度這次耶誕——讓孩子來、有拉炮、紙皇冠——許多機構都扮演了推手。我無法細數台面上跟台面下的人，因為我不全認識：諮詢師、外科醫師、護士、物理治療師、醫生、親友、同事、陌生人、捐贈者、支持者、志工。床上的湯姆和艾維是文化建構下的稀有作品，複雜得令人眼花。

今年我們得在安寧病房過節，湯姆坐著輪椅在休息室裡，朋友們帶禮物來了。L形沙發上坐滿人，艾維拆開一份又一份的禮物，這些是他的安慰獎，禮物太多了，我原封不動地把禮物藏進浴室裡。

朋友們還帶了食物，但食物已失去它的功能。湯姆的健康日瀉千里，為了方便他吞嚥，食物被打成漿汁，湯姆即使吃到少量固體食物，也會噎得驚天動地，讓護士全員出動。我星期六帶來的培根三明治今天就出了問題，我們不能讓艾維看到這種恐怖的場面，事實上，我們真的不能再出事，太累人了。於是我們努力調整，發想新點子，並一再實驗，改變我們對食物的概念，轉向煉金術般的混合體，調出富含營養的奶糊。食物成了顏色、色調與染料，變成了調色盤，有薄荷綠與柔和的豆綠，南瓜色和藏紅花色，甜菜根糊，醃橘的胡蘿蔔加薑黃，或紅色的蕃茄。

我遺忘耶誕大餐，忽略它的重要性。湯姆的耶誕大餐是一坨坨的灰糊。當你把肉、烤洋芋和胡蘿蔔的結構與質感破壞掉後，就會變成盤上三坨糊般的土墩。湯姆很難過，接下來幾小時全然提不起勁。我的食物也不怎麼樣——我幾乎食不知味——除了不斷地做軟滑適可的湯品、米布丁，或用酒和鮮奶油壓成的糕點之外（糖尿病患其實不該吃），我幾乎沒法做固體食物，但我們已經不在乎了。飲料變濃稠了，食物被調稀了，所有吃食都做成滋養的糊。

生命日漸西山，食物失去它的力量，一切都在分離當中，主宰我們的律法已不再能管控他了。今天湯姆放棄胸腔的氧氣導管，因為太具侵入性，就放棄吧。

二〇一〇年十二月二十七日

明天十二月二十八日是湯姆的生日。

他將滿五十三。

晚上請到三一病院加入我們，喝點小酒。

X

一，一，一一。二〇一一年的第一天，我們在水底下度過，大家全溺水了，連那些到病房小坐的人也被拖下水了。湯姆的母親跟他的姊妹們都在，他的胸口發出溪流般的聲音，但流水並不通暢，被上游的枝葉與淤泥塞住了，就像漢普郡那條被樹林與樹籬隱藏起來，沿小徑而流的小溪。湯姆曾帶我去看那地方：那是他兒時玩樂的溝壑。我在他身邊坐下，一起觀賞聆聽。有時我換個方式聆聽，使覺得不像溪流，倒像被風斷斷續續吹著的火爐。

艾維跑哪兒去了？我不知道。在某個地方吧。有一次，也許不是今天，而是另一天，湯姆醒來，我們倆四目相望。**啊**。**是的**。我看見你了，我深知這個眼神的意思，如一股泉源不絕的水流。或許我可以在他死前大口汲飲，也許它能支撐我，直至春季或更久，但我無法仰賴它。我的記憶在耗損，因為儲存太多東西，變得不穩。我的記憶不行了，說不定不是零星片斷地遺失，而是整個遺忘。搞不好將來我會忘掉一切發生過的事，未來將快速攻佔現在。

長睡不醒是新的狀況，他們說過會這樣，而他們預料的每件事都一一應驗了，所以我深信不疑，也明白其中的涵義。我沒想到他會毫無食欲，湯姆最近因吃藥的關係而胃口大開，但胃口在一兩天內便不聲不響地消失了，連過渡都沒有。他幾乎不再喝東西了，我一直拿食物哄他：布丁、湯、化在牛奶裡的餅乾、浸酒的蛋糕，可是沒有一樣想吃。

昨天是除夕，我們很忙。我們把湯姆推到公園裡，艾維跑在前方，空氣刺痛著我們的肺，室內的暖意盡去後，寒氣襲擊我們的頭部，害我們差點冷爆。一行人被街上的邊石卡住，上上下下地抬繞著湯姆。我們沒有明確的路線，而且走得太快了，湯姆被震得很難受。之後朋友們連番來訪，大夥一起吃喝熬夜。昨天雖是去年的事，但今天腦子可累壞了。湯姆整個人就像用衛生紙糊成的三D雕塑。

新的一年開始了，這是個殘酷的故事，當我在故事結束後靜觀花園，桃花依舊在，不會有任何標示。世界不會因死亡而改變：大地如舊，色彩不變，沒有鬧聲、閃光、沒有實體的物質會墜落或崩毀，樹木將原地挺立。**留下來，再多留一會兒吧**。

海瑟帶了栗子根芹湯來，湯裡散發出培根和芹菜根的暖香。

我從夢中醒來，這是我過去兩年唯一做的一場夢，一開始似乎不覺得重要，後來就不確定了。我在夢裡找尋工作室，目的是在工作室裡悲慟地服喪。我被帶看一間很普通的房間，有漆白的木地板、霓虹燈管、屋況不是很好，但還行。然而工作室卻泡在水裡：在水底深處。幽黑的水裡游滿大小族群的生物，擠滿窗口，緊貼著頭上的天窗。水底有巨魚和遠古海貍般生著鬚的哺乳動物亂竄，有人魚、古鯨豚類及顏色飽和發亮的磷蝦，長著喇叭嘴和大嘴的生物，還有肥胖多肉，不知稱謂的東西，有身體內部發光、骨架如玻璃的魚，巨型海葵或拖著圈鬚般細絲的魷魚。這些令人著迷的東西貼在四周玻璃上，身形被放大了。它們彼此擦擠而過，然後退開，變成漆黑中一個不透明的小點，新的生物則不斷湧上前來取代它們。**水裡盡是不可勝數的生物，全都由工作室裡的一顆燈泡在黑暗中照亮。我喜歡**，我說，**我要這間**。

我答應過湯姆，等廚房中午一開堂，我就帶熱水瓶去法國餐廳買魚湯，以紀念這場夢。我們幾年前喝過魚湯，黏稠的湯應該很適合他的喉嚨。那是道地的綜合魚肉濃湯，用壓爛的小魚煮成，油兮兮的紅湯裡飄著魚身和骨頭，不加麵粉，沒有勾芡，是方圓幾里中最棒的湯品。我跟主廚聊著，好想告訴他，這湯是要給癌末患者喝的，好像這樣才能強調湯的重要性。但我什麼都沒說，只是單純地買湯裝到熱水瓶裡，買好了便匆匆趕回去。湯姆喝了三匙便停住了，我按揉他受到壓迫的頸子，然後讓他靠到枕上，把背理順，湯姆發出開心的輕喟。**留下來，再多留一會兒**。

艾維玩夠了，從公園帶回三根樹枝放到床邊凳子上，這是禮物，大、中跟小——他熟知我們的結構。

這夜我們開了一場小小的派對，一小群朋友過來喝酒唱歌，湯姆知道今晚有誰過來，他對每個人的觸摸與寒暄發出不同的聲音，但眼睛一直閉著，只有當他聽到艾維回家時的聲音，才張開雙眼。我是唯一看到這情形的人，我真的非常好運，萬一我剛好轉頭看別的東西，就會錯失掉了。我看到湯姆的眼神，他們對彼此的關切是不會變的。

■想想歷史上對死神的描述，我實在想不起有哪一項能類比眼前的情形。死神是誰？最早是個男的：古老、枯骨、持長柄鐮刀、裂蹄、黑暗之王、小偷、影子。我們對死神的想像相當單純幼稚，可悲而空穴來風，沒有一項描述是對的。那位出現在大白天，清晰可見的死神；執行任務；充滿關愛，當場要求我們全神貫注的死神；那個忍抑住，退在一旁的死神；那個與我們同存，被稱為**自然**的死神呢？小孩的誕生根本不算什麼，死亡無所不能，讓我們瞬間歸零，世上沒有什麼像死亡，但死亡的一切，卻都是世界的寫照。

我曾以為死亡是個分離的異世界，話雖沒錯，死亡卻也是當前世界的延伸。由於我們如此熟知這個世界，才能繼續踏向死亡的幽谷，我們對死亡已有所認識了。

星期二，湯姆陷入沉睡，他的呼吸自然平穩，臉部放鬆，我一逕陪著，其他人陸續抵達。我們在床邊，忍不住說了一堆像座右銘的陳詞濫調，彷若中世紀的天使，說出分配好的亙古台詞。**他好平靜，看他睡得多熟**。如果湯姆能反應，一定會翻白眼，嘀咕著拜託我們閉嘴，可是那都是真話，雖然聽起來有點蠢。**醒來吧**。他頰上血色鮮麗，實則離死不遠。

當你如此慎微地觀照，彷若自己的性命緊繫於上，那麼死亡就變得很正常了，我們多少知道死亡的過程，躺睡的那個人不會醒了，他的呼吸還算平穩，一、二、一、二。我拍拍他的肚皮，細看我熟知的揚升角度，他的腹部漲得比平時高，但還好。

我不可能維持這種專注度，我的腦袋一片混亂。這是個頭痛的倫理問題，是靈魂出竅的症候。**專心啊**，也許你已沒時間了，**專心啊**！可是不行，我又開始心猿意馬：想到得去訂新的窗子，想到某個最近來過的人，想到我肚子好餓，想到昨晚淚流不止的右眼，想到艾維、音樂的音量……也許這音樂並不合適，也許我得換個音樂？

陪伴他的樂聲說不定會阻礙他離去。緊擦過弦上的弓毛、震動的簧片、自管洞流出的吹氣，開闔的氣閥，時鬆時緊的嘴唇、精準校正過的樂器。金屬包覆著金屬；木頭包覆金屬；皮革敲擊木頭；放在金屬上的墊片；音調、音質、音色；各種圓柱與捲管，所有形狀齊聲共鳴。樂句揚起滑落，手指，到處都是手指。溫暖的吐氣，臀部壓在椅子上輕輕擠出空氣，緊扣著腹部的皮帶，沙沙作響的衣裙，紙頁的騷動聲，乾燥的手心搓揉之聲。鐘鈴、橫隔膜、凳子、胸腔，所有骨頭齊聲交響，所有上方與遠處的氈毛與皮革。

我在椅上挪動身體，維續家庭的運轉，一直是我的驅力，我已打了這麼久的仗了，失敗是我最好的歇息。我是一隻石雕怪獸：厭煩享樂、苛刻而孤獨。我聽別人的指示吃培根三明治、喝咖啡、坐近聆聽。一、二、一、二。進、出、進、出。我喜歡待在這裡，這才是我該來的地方，可是我要他陪我。**留下來吧，再多留一會兒**。

我們兩人獨處時，我對著沉睡的他說話，聲音顯得如此空洞。我們有過最短暫美好的時光，在一個蒼白的冬日裡，也許長達一天半吧，湯姆醒來，但完全說不出半個字。「是」與「不」都消失了，結果呢？我們的溝通路徑還是暢通的，語言分裂、疊合、再度分化，然後變成自創的嘆息與呻吟。我們在充滿語調、觸摸與聲調的領域裡，以膚上的輕觸或臉上撫揉的手，為這片領域繪製地圖。

想睡就睡吧，沒有「是」也沒有「不」，沒有「啊」也沒有「噢，天啊」。不久前，那個「對——了」的誇張長音也消失了，沒關係，我們處在自己的小世界裡，「是」和「不」都一樣。

這話聽起來很矯造，好像不確定說話的對象，不知該怎麼講。我有種自言自語的尷尬，雖然我並未自言自語，我的話也有人聽。對不起，我講得亂七八糟，沒頭沒尾，但這是在試運，預演聆聽我的那個人離去後的說話情形。我已失去第二項驅力，失去了我的檢測器、我的回音、核對者，失去打斷我和幫我完成句子的人了。我只剩下一個人。

湯姆說過，屍體是個滑稽的東西，既主動又被動，一個人與物的混合體。一個睡著超過三天，而且還繼續睡的人，何來滑稽之有？他的呼吸陪伴著我，我不介意它持續下去。吸、吐、吸、吐，我的思緒轉動，也許我們可以一直這樣活著，我們可以應付得來。我搬到此地長住，這是個可愛的房間，艾維將會長大，變成衝進衝出的青少年，帶他的朋友一起過來，讓這邊熱鬧一點，或只是好奇地看看床上睡著的老爹怎麼樣。

我的眼睛貪婪地汲取一切，但我不曾用這種強度去注視，我熟記這房屋，但我看的不是房間，而是看他的臉。我究竟看到什麼？我看到每根鬍子從皮膚鑽出的根鬚，看到剛硬的白鬚與灰鬚。然後看著他絲長的棕髮與黑髮；眼袋上淺淺的瘀傷，及兩道如撐開雨篷的眉毛。接著是臉頰上細微的毛細孔，以及鼻子上較粗的毛孔。接著是飽滿的額頭下，休止不動的睫毛。他的長相如此熟悉，我目不轉睛地望著，我很習慣去凝視、思索、再回頭看、重新凝望了。我可以看上好幾個小時，好幾天，我就是這樣，但我從未用這種方式看他。

這時刻很難熬，我們既焦亂又無法躁動，只能靜候死亡降臨。我們所有的能量都在此燃盡了，但我們不介意，也沒多注意。所有大事小情、騷動興奮、參訪、工作、遠足、畫展、耶誕節、生日新年，全都融合起來，在這張繡著我們名字的毯子下輕輕滾動。今天跟昨天一樣沒發生什麼，只剩最後一件大事了。

■ 身體的機制註定要崩毀，胸口起起伏伏，吸、吐、起、伏，呼吸與幫浦反向工作，分開又合併，彼此相輔、錯開、停頓、延宕、紊亂、一瀉千里、偶有動靜，最後逐漸冷卻。

我的一切所見與所感都很矛盾。究竟該怎麼做：要停止或繼續？是現在停止，還是再持續一下？我的神智能夠清楚地面對湯姆的死嗎？夠了，我哪還有神智？我腦中一片空白，全是些不相干的事，而且沒半件好事。我們兩人很早前就已知道，永遠不可能做足準備，因為我們並不清楚死亡。此刻死亡降臨了，我才發現僅有我能承受死亡，而不是我們。湯姆已到別處去了，在最後幾天的某個時間點，自己走了。他在我們面前悄然離去，我沒能掌握住那一刻，死亡一閃即過，我已無法回頭，然後就只剩下我了。

我聽到咔地一聲，然後是低沉的嗡鳴，窗外灰色的電子簾幕像第四道牆般地緩緩滑下，遮去天空，將我們封在房裡。我眼都不眨地望著簾幕，那是什麼意思？是一種提示？一種徵兆？是模擬人類眨眼的建築怪設計，是對死亡表示尊重的電子儀式嗎？這棟建築**知道湯姆死了嗎？**它怎會知道？不可能，我必須弄清楚這代表什麼意思？

其實什麼意思也沒有，是簾幕壞了。這是棟新大樓，線路過熱又太敏感，冬陽啟動了東南面所有的感應器，害整面牆上的窗簾像打旗語似地忽上忽下。我找到控制鈕，將窗簾捲起。幾分鐘後，簾幕再度垂下，我憤憤地用力按著，打開簾子。瞧！可惡的太陽和整片天空對我擠來，想惹我分心，就是不肯放我們清靜。這只是無休無止，擾人的一件小事。別煩我們，拜託別再來煩我們了。

現在又有別的事了：門外人聲鼎沸，朋友們來了，我看見他們聚在門外，覆霜的玻璃模糊了他們的動作，艾維就在他們裡頭。我打了電話給他們，不知道說過些什麼，我用腳抵住門，不讓門開。

大家輪流抱著艾維，但我不想跟他們講話，只想跟孩子說話。我招招手，艾維被遞上前，我不發一言地將他從門縫拉進來。現在就我們三個人了，三個人！這孩子好克制，好勇敢，一臉無懼。艾維總能展露笑臉，就像隨時可從腰帶間抽出塑膠劍揮舞一樣。艾維走到床邊拍拍湯姆，把頭枕到湯姆臂上。我向他行禮，然後放開他，送他走。**你們走吧**，我輕聲對門口說。他們都得離開，甚至是他。**留下吧，再留一會兒**，我輕聲對著床說。**走吧**，我又對門口說。我們都到這個地步了，我好怕受到侵擾，有人勉強說了句話。**走呀**。我們只想彼此相守，不想別人干擾，不要有人服侍、坐守、不要有一堆哀悼者，不要垮著臉的人來探消息。我在病床與門口間快速走動，希望他們離去，我都快發瘋了。

他們終於走了，反正一切都會發生，時間會自行汰新。我希望死亡降臨，因為這是一種結束，我終於能休息了。但我也不希望他死，因為我終將明瞭，那是一種開始。我們三人一起待在床上，感覺好熟悉，就像從前一樣。

不對，這行為雖熟悉，地點卻不在此處。我們已不能在任何地方了，我們不受文化、地點、性別的侷限，我不清楚我們在哪兒，但在這裡卻感覺安心。時間正在自行汰新，就這樣而已。時間是拖曳與維繫我們的繩索，是我們永遠無法離棄的基礎，時間的力量如此強大、直接、奇異，無處能及。

我告訴湯姆，我們能一起在這裡送你離去，是多麼可貴啊。我撫住他的身體，吸氣，吐氣，我陪著你，吸氣，吐氣。我搭住他的頸子，尋找氣息的去處，發現還是暖的。我及時配合他游絲般的氣息低聲說了些話，我握著他的手，**去吧**，我輕聲哼著，**去吧**，我只這麼說，**去吧**，別管我了，**去吧**，真的。

第四章　永眠

二〇一一年一月十日

親愛的朋友們：

湯姆走了。

他在昨天，二〇一一年一月九日兩點十五分，逝於三一安寧病院。

愛你們

■你走後兩天，在夢裡發了好幾次簡訊給我。我讀了第一則簡訊。

是我！

活著的人因此得到寬慰。

■我們為你安葬的那天下雪了：稀疏的小雪花在風中拖行。我們很有默契地環立在你的墓旁為你祝禱。你的孩子和他的朋友們在家中到處橫行，在哀悼的人群中穿梭。我在你身上撒了一抔土，艾維也是，張著手指，攤開手掌。你從我們之間穿過，走了，留下站立的我們，活著的人因此得到寬慰。

國家圖書館出版品預行編目 (CIP) 資料

當我們撞上冰山：罹癌家屬的陪病手記 / 瑪莉安・考特斯著；柯清心譯. -- 初版. -- 新北市：無限出版：遠足文化發行, 2015.04
面；　公分. -- (Root；13)
譯自：The iceberg : a memoir
ISBN 978-986-91082-6-3(平裝)

1. 腦瘤 2. 通俗作品

415.938　　104003875

讀者回函

Root 13

當我們撞上冰山
——罹癌家屬的陪病手記

文／**瑪莉安・考特斯**

譯／柯清心

責任編輯／張瑜珊
社　　長／郭重興
發行人兼出版總監／曾大福
出　　版／無限出版
電子信箱：service@bookrep.com.tw
發　　行／遠足文化事業股份有限公司
地址：231新北市新店區民權路108-1號4樓
電話：（02）2218-1417　傳真：（02）8667-1891
電子信箱：service@bookrep.com.tw
網址：www.bookrep.com.tw
郵撥帳號：19504465遠足文化事業股份有限公司
客服專線：0800-221-029
法律顧問　華洋國際專利商標事務所　蘇文生律師
印　　製　中原印刷股份有限公司
初　　版　2015年4月
定　　價／350元
ISBN　978-986-91082-6-3

歡迎團體訂購，另有優惠，
請洽業務部（02）22181417分機1124、112